40 COURTES SÉANCES DE SOPHROLOGIE

ISBN : 978-2-298-14639-4
N° éditeur : 92537
Dépôt légal : Octobre 2018

Édition du Club France Loisirs, Paris
avec l'autorisation des éditions Le courrier du livre

Éditions France Loisirs,
31, rue du Val de Marne, 75013 Paris
www.franceloisirs.com

Alain Zuili

40 COURTES SÉANCES DE SOPHROLOGIE

pour mieux gérer le quotidien

ÉDITIONS FRANCE LOISIRS

REMERCIEMENTS

À mon épouse, Cathy.

À mes enfants, Anaïs et Noah.

À Florent Calligraphi pour les dessins : tous les visages qu'il a représentés existent vraiment. Son talent m'impressionne.

À Gabriel Marini pour les enregistrements. De son vrai métier, il est auteur, chanteur, compositeur et il crée aussi de superbes musiques de films pour la télé.

À Violaine Chatal, toujours disponible et source de judicieux conseils pour structurer cet ouvrage.

À Cathy Selena, mon éditrice, pour son accueil toujours chaleureux, disponible et encourageant.

À toute l'équipe du Courrier du Livre, pour la confiance qu'ils m'ont accordée, la précision et l'état d'esprit respectueux qu'ils m'ont manifestés.

Le CD a été enregistré en « live », sans montage, en présence de stagiaires engagés dans une formation de sophrologue à l'institut d'Avignon. Je tiens à les remercier pour leur investissement : Noémie F., Lydie D., Evelyne J., Aurélie H., Sandra R., Laura J., Florent C., Blandine M., Magali H., Régine P., Adeline H., Céline B., Manu D., Catherine C., Johanna B., Laura E., Fabienne G., Dorothée P., Justine B., Brigitte M., Stéphanie C., Kamélia B., Amélie S., Priscille S.

SOMMAIRE

Avant-propos XI

Chapitre 1 : Les bases de la sophrologie 1

1. *Définition* 3

2. *L'histoire de la sophrologie* 4

À l'origine 4
De Platon à Socrate 5
La sophrologie moderne 7

3. *Les 7 objectifs* 10

Prévenir plutôt que guérir 10
Développer la conscience 12
Restaurer le regard de l'enfant 16
Intégrer le schéma corporel 18
Vivre le positif 22
Changer de point de vue 24
Développer la réalité objective 25

4. *Le déroulement d'une consultation* 27

Les différentes étapes 27
Les fondamentaux d'une séance 31

5. L'entraînement 37

6. Les applications 38

7. Qui sont les sophrologues ? 40

Chapitre 2 : Les 40 séances 45

Les trois positions 47

Position assise 47
Position debout 48
Position couchée 49

Mes séances
Je procède à une lecture de mon corps 50

1. « Lecture du corps en position assise » 50
2. « Lecture du corps en position debout » 51
3. « Lecture du corps en position couchée » 51

J'apprends à bien respirer 52

4. « S'ouvrir à la respiration » 54
5. « Respiration en carré » 54
6. « Respiration ventre gonflé » 55
7. « Respiration carrée à trois étages » 55
8. « Respiration synchronisée avec un geste » 56

J'évacue les tensions 58

9. « Tension/détente » 59
10. « Élimination des tensions négatives » 60

Je gère mieux mon sommeil 62

11. « Préparation à la protection du sommeil » 63

12. « Protection du sommeil » 63
13. « Planification à la journée » 64
14. « Sommeil flash » 65

Je prépare mes examens 66

15. « Se concentrer par la focalisation » 68
16. « Respiration "narines alternées" » 69
17. « Trois qualités » 70
18. « Vos réussites passées » 71
19. « Se voir à l'écrit » 71
20. « Se voir à l'oral » 72

Je somatise le positif 73

21. « Geste ressource » 75
22. « La somatisation du positif » 76
23. « Soulager certaines douleurs » 76

J'élargis la conscience 77

24. « La conscience de grandir » 78
25. « Dynamiser mes sens » 80

J'affirme ma présence 81

26. « Ici et maintenant » 82
27. « Ralentir un geste du quotidien » 83

J'installe le sourire 84

28. « Regards sur photo » 85
29. « Se voir… au quotidien » 85
30. « Mon bonhomme à moi » 88

Je prends du recul 89

31. « Sentir la force en soi » 90
32. « Visualisation d'un objet » 91
33. « Visualiser une situation difficile » 92

Je me prépare à devenir maman 93

34. « Éprouver des moments de grâce » 93
35. « Face à face » 94
36. « La mémoire du futur » 94

Je prends le temps 95

C'est au tour des enfants maintenant ! 96

37. « Chuuut… Je dors » 98
38. « Le souffle magique » 98
39. « Mes humeurs en couleurs » 99
40. « Lulu la luluciole » 99

Chapitre 3 : Des rencontres intenses 101

L'enfant à ressort 101

L'homme qui feule 105

La femme de papier 110

La famille porc-épic à fond de velours 117

La magicienne des parfums 122

Le médecin des feuilles 127

Voyage au temple d'Asclépios 131

Une quête du silence 137

Un rêve insolite 142

Le prince solaire 145

Conclusion 153

AVANT-PROPOS

Voulez-vous partir en randonnée avec moi sur les chemins de ma sophrologie ?

Équipez-vous de manière à gravir les marches de cette méthode. Prévoyez le moins de charges possible pour vous sentir léger. Il est même probable qu'en cours de route vous vous délestiez encore de quelques bagages superflus.

Il y aura trois chemins à emprunter : le premier est celui de la carte du territoire que nous allons traverser ensemble. Il serpente, à travers le temps, l'histoire de votre route prochaine. Ne marchez pas trop vite ! Prenez le loisir de respirer, de découvrir des contrées peut-être inconnues, de poser des yeux innocents sur les reliefs et les vallées. La vie demande parfois d'être arpentée avec calme et pondération.

Le deuxième chemin que vous allez emprunter est le territoire en soi. Il s'agit d'un topo-guide qui vous informe, balise les 40 séances enregistrées sur le CD. Il indique la position à prendre, la durée de l'excursion, etc.

Rassurez-vous, vous profiterez de larges temps de repos pour admirer votre paysage… intérieur ! Vous ne pourrez certes emporter de photos souvenirs que celles que votre corps aura retenues. Il y aura aussi des encarts informatifs sur la météorologie des caractéristiques humaines.

Enfin, le troisième chemin que nous allons emprunter ensemble est celui où, assis autour d'un feu de bois à la nuit tombée, je vous proposerai des rencontres. Celles d'une dizaine de personnages qui ont trébuché sur des voies mal carrossées et qui ne peuvent qu'être aimés parce qu'ils ont dépassé la crainte d'avouer qu'ils s'étaient perdus en route. Au cours de ce périple, il n'y aura pas toujours de panneaux indicateurs de direction et j'aurai juste servi de guide pour les aider à marcher d'un pas plus assuré, à ne plus avoir le vertige devant l'inconnu.

Allez ! Vous êtes partant pour cette aventure ?

En route et… bienvenue à bord du sophro-tour.

Chapitre 1

LES BASES DE LA SOPHROLOGIE

« Pourquoi attendre d'être malade pour aller mieux ? »

Cette phrase entendue lors du visionnage d'un film magnifique, *Oui, mais…*[*], m'a profondément marqué. Il est vrai, ai-je pensé, que beaucoup d'entre nous attendent d'être en souffrance pour aller à la rencontre d'un accompagnant.

C'est alors une spirale infernale : fatigue ⇛ irritabilité ⇛ énervement ⇛ colère ⇛ épuisement ⇛ insomnie ⇛ surmenage ⇛ stress et enfin… se produit alors le désormais trop répandu burn-out.

[*] *Oui, mais…* un film français écrit et réalisé par Yves Lavandier, en 2001.

Il touche de plus en plus toutes les couches de la société, quelles que soient les professions : médecins, soignants, enseignants, policiers, petits commerçants, agriculteurs, etc. sont touchés. La liste des victimes du burn-out aujourd'hui est malheureusement démesurée. Comment dire « stop ! » à cet engrenage ?

Il y a quelques années – est-ce le cas encore de nos jours ? –, aller consulter un psychologue, un thérapeute, était synonyme de folie. Parfois, certains avouent : « Je me fais suivre. » Cette expression m'a toujours amusé ! Est-ce à dire que l'on considère la thérapie comme une filature ? Il serait préférable de confier : « Je me fais accompagner » ou « Je vais chercher du soutien, de l'écoute, un accueil chaleureux pour éliminer le trop-plein. »

Une formule courante entendue ici ou là témoigne bien de ce trop-plein : « La coupe est pleine. » Pourquoi attendre le débordement, alors que bien des signaux d'alarme clignotent ? Beaucoup évoquent une fatigue passagère, un surcroît de travail, attendent les vacances, se disent « qu'avec le temps, ça va passer... »

C'est curieux comme lorsque nous avons mal au corps, rapidement nous consultons un médecin ou un spécialiste. Alors qu'avoir mal au moral, être triste, débordé, submergé, est souvent perçu comme une faiblesse, une fragilité qu'il faudra coûte que coûte dissimuler. Une faille qui entraîne irréversiblement un état de tension permanente afin de se contrôler pour ne rien laisser paraître. Or, des syndromes anxieux ne tarderont pas à se faire sentir parce qu'on a laissé s'accumuler des ressentis nocifs, des situations inachevées, des « mal à dire » et que l'horizon à venir s'obscurcit.

Ce sont toutes ces raisons qui m'ont amené à orienter cet ouvrage vers la dimension préventive de la sophrologie, à la considérer comme une pédagogie de la santé.

1. DÉFINITION

La définition d'origine de la sophrologie est : « Science qui étudie la conscience humaine, ses variations et modifications, dans un but thérapeutique, prophylactique, pédagogique, afin de permettre à l'homme d'être en harmonie mentalement, corporellement, et en juste rapport avec son environnement. » Est-ce vraiment une « science » ? La question peut être posée et discutée, car peut-on mesurer, évaluer, quantifier la conscience humaine ?

D'où vient le néologisme du mot « sophrologie » ? Il a été formé à partir de trois racines grecques :

⇛ *Sos* : équilibre, harmonie, mais aussi « sain », exempt de maladies.

⇛ *Phren* : cerveau, esprit, conscience.

⇛ *Logos* : discours, méthode, étude.

Une autre origine est celle avec *Sophia*, signifiant sage, modéré, de bon sens…

La modération, le bon sens, la tempérance, voilà quelques concepts fondamentaux dont notre société aurait bien besoin.

2. L'HISTOIRE DE LA SOPHROLOGIE

À l'origine

Nous sommes cinq ou six siècles avant Jésus-Christ, car la médecine, sous ses différentes formes, remonte à la nuit des temps aussi bien en Égypte ancienne, en Grèce que dans la Rome antique…

Sauvegarder l'intégrité corporelle, retarder les derniers instants, lutter contre les infections et les maladies étaient à cette époque, et bien sûr sont toujours, des préoccupations constantes. Il s'agissait souvent d'opérations très délicates, utilisant des onguents, des emplâtres, des plantes médicinales et presque toujours administrées accompagnées de rituels religieux ou d'incantations. Le malade pouvait ainsi être plongé dans le sommeil ou en état de transe, ce que nous nommerions aujourd'hui « amené dans un état de conscience modifié ».

À Épidaure, en Grèce, on pratiquait par exemple la médecine par les songes. Plongé en état d'hypnose (ce mot n'existait alors pas), le patient, allongé dans le *tholos*, bâtiment circulaire muni d'ouvertures, recevait des suggestions des prêtres-médecins ou des messages transmis par les dieux. Ces malades pouvaient même, à leur réveil, fournir les noms des traitements à leur administrer. C'était le célèbre culte d'Asclépios. Actuellement, il existe un temple similaire, avec une statue de ce dieu romain de la médecine fort bien conservée, à Ampuries, non loin de la frontière des Pyrénées orientales.

Nous voyons combien la sophrologie des origines plonge une partie de ses racines occidentales dans des niveaux de conscience où la vigilance était réduite et où l'accès à ce que nous nommons aujourd'hui l'inconscient était source de thérapie.

De Platon à Socrate

Une autre origine de la sophrologie se trouve dans le *Charmide de la sagesse*, de Platon : Cristias, un poète et homme politique présente son neveu

Charmide, un très beau jeune homme, à Socrate. Il évoque au philosophe les plaintes récurrentes de son neveu. Chaque matin, il souffre d'une « tête lourde » (maux de tête). Socrate se fait alors médecin et exhorte Charmide : « Zamolxis, notre roi, qui est un dieu, prétend que si l'on ne peut entreprendre de guérir les yeux sans traiter la tête, ni la tête sans traiter le corps tout entier, on ne peut non plus guérir le corps sans soigner l'âme ; et il assure que c'est là que beaucoup de maladies échappent aux médecins grecs. Parce qu'ils ne connaissent pas le tout dont il faut s'occuper. [...] L'âme, disait-il, est la source de tout bien et de tout mal pour le corps et pour l'homme tout entier ; tout vient de là, comme aux yeux tout vient de la tête. C'est donc à l'âme d'abord que sont dus nos soins les plus assidus, si nous voulons que la tête et le corps soient en bon état. Or, mon ami, on agit sur l'âme par le moyen de certains charmes, et ces charmes, ce sont les beaux discours [*logos calos*]. Ils y font germer la sagesse [*sophrosynè*], et la sagesse une fois établie dans l'âme, il est facile de mettre en bon état et la tête et le reste du corps. »

Ne trouvons-nous pas là les certitudes que l'esprit et le corps sont liés ? N'oublions pas que Socrate, dont la mère était sage-femme, exerçait la maïeutique, l'art d'accoucher les autres d'eux-mêmes. Il aidait à acquérir l'autonomie (la connaissance est en chacun de nous), à la différence de l'hétéronomie, où le savoir vient du dehors.

La bataille entre l'esprit et le corps, chez certains, aujourd'hui est encore vive. La médecine moderne s'est ainsi de plus en plus spécialisée, « organicisée », ce qui n'est naturellement pas un mal en soi, mais parfois au détriment des « soins relationnels » ou d'une conception plus globale, holistique, de l'être.

Le geste technique du médecin ou du chirurgien est de plus en plus sûr, mais son approche psychologique est parfois pauvre. J'en forme de nombreux à la faculté de médecine, et ces médecins s'avouent souvent démunis devant le surgissement des émotions chez les patients ou l'indigence de leurs propres paroles pour annoncer des maladies graves, rassurer des patients ou annoncer le passage d'un proche en service de soins palliatifs.

La sophrologie moderne

S'inspirant de techniques occidentales de relaxation (Schultz, Jacobson, Vittoz, Dupont...) et de philosophies et pratiques orientales (yoga, zen...), la sophrologie a été créée en 1960 par un neuropsychiatre espagnol d'origine colombienne, Alfonso Caycedo.

Durant sa première décennie, elle s'est fait connaître exclusivement dans les milieux médicaux, en particulier chez les dentistes et les gynécologues pour sa dimension anti-douleur. Des opérations importantes de chirurgie maxillo-faciale ont alors été réalisées dans les années 1960 à 1970 grâce à ce que l'on pourrait appeler des « anesthésies psychiques ».

Des médecins, des psychiatres, des psychanalystes ont ensuite été séduits par cette nouvelle approche.

Elle a converti ensuite le milieu paramédical : psychologues, infirmiers, sages-femmes, kinésithérapeutes qui l'ont adaptée en fonction de leur différentes professions comme méthode de complément à leur spécialité.

Dès les années 1980, grâce aux courants français et suisses, elle s'est orientée non sans mal – certains médecins y étant très résistants – vers les sciences sociales et l'éducation au sens large, pour finalement donner toute sa dimension au plan pédagogique. Prévention, sport, art de vivre, développement personnel, etc. : elle s'est en quelque sorte démocratisée.

De plus en plus reconnue et en plein essor, elle occupe désormais largement le champ des écoles, des entreprises, des hôpitaux, du secteur social, du sport, de la musique et de bien d'autres secteurs encore où elle acquiert ses lettres de noblesse.

Et pour cause, car la sophrologie peut raisonnablement être pratiquée à tous les âges : les enfants (en abordant l'imaginaire), mais aussi les personnes âgées peuvent pratiquer la sophrologie et on pourrait même dire que le bébé dans le ventre de sa maman en bénéficie si cette dernière la pratique pour sa préparation à l'accouchement.

L'objectif n'est alors plus l'abaissement de la vigilance, proche du sommeil, mais au contraire son acuité ! Nous y reviendrons souvent au cours de cet ouvrage.

LA SOPHROLOGIE, CE N'EST PAS...

✔ La parapsychologie, le magnétisme, la voyance ou quelque pratique mystique. Ces procédés ont leurs propres règles et ne peuvent s'assimiler à la pratique fidèle et responsable de la sophrologie.

✔ La relaxation. Souvent confondue avec la sophrologie, la relaxation n'est que l'un des versants de cette méthode. Même si la détente physique et mentale est souvent la résultante naturelle d'une séance.

✔ L'hypnose. Comparer ces deux techniques, c'est ignorer l'évolution de la sophrologie depuis les premières années (1960 à 1965), où elle a d'abord été utilisée comme méthode d'indolorisation ou anesthésique. Par ailleurs, Milton Erickson, psychiatre américain à l'origine de ce que l'on appelle aujourd'hui « l'hypnose ericksonnienne », a participé aux tout premiers cours d'une sophrologie encore hypnagogique (qui engendre le sommeil) et a souhaité en rester à ce stade.

✔ Une méthode qui s'apprend en un week-end ou en six mois, ou pis encore, par correspondance.

3. LES 7 OBJECTIFS

Prévenir plutôt que guérir

La sophrologie est rarement perçue par le grand public comme d'abord une méthode de prévention. Or, beaucoup de souffrances dues au stress, aux agents nocifs de la vie de tous les jours, un certain nombre d'incidents psychosomatiques, de douleurs chroniques pourraient être évités grâce à un entraînement régulier et une autodiscipline simple à mettre en œuvre. Les Chinois pratiquent bien le taï-chi-chuan quotidiennement, ce que nous pourrions appeler une « gymnastique de la santé ».

Paradoxalement, nous sommes très résistants à partir en quête d'un mieux-être, car cette démarche demande de sortir de nos habitudes, de nos rituels et d'un certain confort que nous connaissons bien.

La majeure partie d'entre nous est installée dans ce que nous appelons un « système ». Les interrelations professionnelles ou familiales sont plus ou moins fixées dans des échanges convenus. Vouloir changer déséquilibre ce système et provoque souvent des réactions pas toujours positives ou d'acerbes remarques de l'entourage comme : « Voilà que tu te mets à penser à toi, maintenant ! » ou « C'est facile pour toi de rester zen, tu ne te rends pas compte de la charge de travail ! » Je pourrais vous en décliner des dizaines…

Il est alors compréhensible qu'oser changer présente des risques : il faut se repositionner envers l'entourage, ne pas tenter de changer les autres, accepter qu'ils soient momentanément déstabilisés… Bref, décider, enfin, de prendre soin de soi demande du courage et aussi de la bienveillance envers ceux qui partagent notre vie privée ou professionnelle.

La France a toujours été plus ou moins réfractaire à l'idée que l'esprit pouvait engendrer des maladies corporelles, ou tout au moins y contribuer. On sait aujourd'hui que les émotions négatives, à force d'être répétées, se répercutent sur les défenses immunitaires. J'entendais récemment l'un des cancérologues français les plus réputés déclarer humblement que pendant trente ans, il a lutté contre cette allégation. Aujourd'hui, il est convaincu du contraire, et que dans de nombreux cas, le style de vie influe sur la maladie.

Je pense à ce slogan : « Mangez 5 fruits et légumes par jour. » Nous pourrions nous exprimer ainsi : respirez le plus complètement possible au moins 5 fois par jour. L'air que nous respirons, pas toujours sain d'ailleurs, est, en effet, encore gratuit ! Nous respirons juste ce qu'il faut pour survivre. Que faisons-nous après un long voyage en voiture en arrivant en montagne ? Nous descendons et nous prenons de grandes inspirations. Nous nous étirons en retenant l'air… L'oxygène ne monte pas au cerveau, mais il se fixe dans le sang. Par le biais d'une petite capsule cartilagineuse située derrière la racine de notre nez, nous stimulons des nerfs visuels, auditifs et olfactifs. L'augmentation de l'oxygène dans le sang nous octroie alors une plus grande lucidité, une meilleure acuité à l'environnement. Respirer en conscience, je dis bien en conscience, c'est l'un des fondements de la sophrologie.

Développer la conscience

La conscience est un concept fondamental pour le sophrologue.

La première devise de la sophrologie n'était-elle pas d'ailleurs : « *Ut conscientia noscatur* », « Pour que soit connue la conscience » ? Elle est la force de l'homme et résume le projet de la sophrologie : aider l'individu à reconnaître, laisser apparaître les potentiels qu'il détient afin de les utiliser dans ses actions. La conscience rend l'individu actif, acteur, par rapport à lui-même, à son environnement. Elle lui permet de rassembler tout ce qui est dispersé, épars, et modifie sa façon d'envisager ses pensées et le monde.

Nous avons toujours conscience de quelque chose.

Il n'y a pas de conscience isolée, indépendante d'un objet, de l'autre ou de soi-même. La conscience forge notre spécificité d'humain et fonde notre identité « en soi ». Elle est une modalité existentielle, indissociable de l'humain.

Elle ouvre ses yeux, ses sens vers le monde, ses représentations et l'éclaire de son expérience. Un peu comme une poursuite, ce projecteur puissant qui entoure un artiste dans un halo de lumière, elle peut se rétrécir, se contenir, ou à l'inverse s'ouvrir, s'élargir et se déployer. Comme le diaphragme d'un appareil photo, elle éclaire en panoramique le monde dans lequel nous vivons.

Cependant, l'homme a toujours des représentations de ce qu'il discerne.

La conscience crée ce qui l'entoure par ce qu'elle en perçoit

Cela paraît difficile à concevoir, et pourtant... Nous vivons tous dans le même monde, mais comme individus singuliers, uniques, et nous avons chacune, chacun une vision, une représentation ou une appréhension différente de celui-ci.

À ce propos, un souvenir m'a marqué. Quand ma fille avait 3 ans, elle est revenue de l'école en me disant : « Papa, nous avons tous dessiné un bouquet de fleurs cet après-midi. » Un peu naïvement, je lui ai demandé : « Alors, vous aviez 22 bouquets différents ? » « Enfin, Papa ! Il n'y avait qu'un seul bouquet, mais comme on était assis en rond, personne ne l'a dessiné pareil... », me répondit ma fille. N'est-ce pas une belle leçon phénoménologique, parmi celles que nous donnent si souvent nos enfants ?

Une planète Terre, c'est 7 milliards d'individus, soit 7 milliards de visions composites. Voilà pourquoi il est si difficile de se mettre d'accord ! À moins d'imposer d'une manière ou d'une autre le même point de vue, le même projet, les mêmes valeurs à tous, et du coup provoquer l'annihilation de la personnalité singulière et originale de chacun.

Cela réveille chez moi une vieille révolte : la duplication de l'esprit de l'homme peut s'avérer dangereuse. Je vous invite d'ailleurs à lire *Matin brun*, de Franck Pavloff (éditions Cheyne, 1998).

L'une des propriétés de la conscience est qu'elle peut s'orienter vers telle ou telle cible : décider de se laisser saisir par quelque chose de gracieux, ou à l'inverse s'écarter de ce qui la heurte. Elle possède cette faculté dynamique de pouvoir se piloter vers ce qui lui convient, à la condition *sine qua non* de travailler intensément la concentration pour apprendre à la guider. Si je puis me permettre, développer sa conscience, c'est passer le permis de *se* conduire !

Un art de vivre

Cette démarche nous mène au mot « Présence ». Le corps, lui, est toujours présent dans le temps et dans l'espace. Il n'est jamais « ailleurs » que là où il se trouve. Il ne s'échappe jamais d'une inscription immédiate au monde, à l'inverse de la pensée. Cette dernière détale subrepticement vers le passé ou le futur, ou encore vers la fenêtre et les oiseaux, comme pour certains enfants à l'école. Ces mouvements de va-et-vient involontaires nous déconcentrent d'actions en cours, nous éloignent de notre Présence. J'y mets volontiers une majuscule, car souvent cette attention à l'instant nous rend plus efficaces, plus constants, plus sereins et donc moins angoissés ou anxieux.

Ne constatons-nous pas combien de fois nous parlons à quelqu'un, mais qu'il est ailleurs, préoccupé par ses pensées ? Combien de fois ai-je vu de couples au restaurant n'être préoccupés que par leur assiette ou pis par leur journal ou leur portable ? Pas un mot, pas un regard, pas une ébauche de sourire. Des relations en creux, juste deux corps d'où l'âme s'est évadée. J'appelle cela être « présent-absent ».

Alors que je perçois cette Présence comme un recueillement fugitif, éphémère, sur le vivant. Elle nous permet de créer des instants inoubliables, car lorsque nos émotions y contribuent, ils seront ceux dont nous nous souviendrons le plus durablement. Nous oublions parfois que la vie, pour la plupart d'entre nous, est cadeau. Ce mot a d'ailleurs comme synonyme « présent ». Recevoir un présent, c'est accueillir l'offrande. La vie est offrande et le sophrologue tente de l'honorer.

Restaurer le regard de l'enfant

La sophrologie possède une autre dimension, malheureusement souvent oubliée, égarée, et ô combien essentielle, c'est le regard de l'enfant qui vit encore en nous. La phénoménologie est le support philosophique de la sophrologie. Elle incite à regarder les « choses autrement » : avoir les yeux ouverts, contenant encore la pétillance, la « scintillance » du regard de l'enfant. Je crois qu'il est important que nous recontactions cet enfant intérieur, si libre et si créatif de l'instant. Il est encore plein de promesses d'être. Combien d'entre nous ont respecté leurs promesses d'enfant ?

Lorsqu'il joue avec un ver de terre ou sent une fleur, l'enfant n'a pas besoin d'en connaître le nom. Il s'adonne pleinement à la fascination que ses sens innocents lui renvoient. Il aborde le monde avec une fraîcheur que nous devrions reconquérir.

Comme si c'était la première fois. « *Como si fuera la primera vez* », nous répétait si souvent le fondateur de la méthode, d'origine espagnole !

Hélas, notre regard s'habitue à tout en fixant, en chevillant les choses et surtout les autres dans une représentation immuable, définitive : « Antoine n'est doué en rien à l'école », « Solange est égoïste » ou « Lucas est un patient agressif », etc. La liste est longue de nos étiquetages. Or, la sophrologie invite à « revenir à la chose même », à contempler les objets (tout ce qui n'est pas nous, ce qui inclut autrui) avec un regard neuf, « sans *a priori*, ni jugement, ni analyse ». Enfermer les choses, j'oserais même dire la vie, dans des étaux coercitifs nous prive de la réinventer. Définir une personne ou une situation me fait penser à un procès sans possibilité d'appel…

C'est le même processus avec soi. Pourrions-nous nous poser la question : « Quelles sont les idées préconçues, les croyances que j'entretiens à mon propos ? »

Intégrer le schéma corporel

Le cerveau recèle un modèle de notre corps au plan sensoriel et moteur. En quelque sorte, une carte topographique nous permettant tout d'abord de nous situer et de nous orienter dans l'espace. Ce modèle est dynamique, en permanence façonné par tous les mouvements, postures et habiletés développés par nos apprentissages depuis l'enfance. Ce corps-sensation se développe à partir des informations envoyées par nos muscles, nos ligaments, notre squelette et par nos sens. L'enfant acquiert lentement cette connaissance par segments (orteils, pied, membre, etc.), l'imitation de la gestuelle de ses proches (mimétisme), puis par l'image plus globale de son reflet dans le miroir. Ce schéma corporel est considéré comme acquis vers l'âge de 11 ans.

Dès la préadolescence, la réalité de notre corps anatomique et « l'idée que nous nous en faisons » ne sont pas toujours en cohérence.

Cela peut durer. Par exemple, nombre d'individus ont du mal à se voir et s'accepter en photo, filmés, même leur voix enregistrée leur paraît si étrangère, parfois insupportable ! Certains cherchent même à faire « disparaître » leur corps, parce qu'il leur semble embarrassant, gauche... Ils se faufilent, se glissent dans l'entrebâillement d'une porte, demandent pardon même s'ils ne vous ont pas bousculé...

L'image qui leur est renvoyée, qu'ils se fabriquent « pour le regard de l'autre » est donc une fausse parure. Cette « image de soi », souvent trompeuse, n'est pas le reflet de ce que nous nommons le schéma corporel.

D'où l'intérêt indiscutable des premiers exercices de relaxation dynamique se vivant debout, avec des mouvements codifiés alternant avec des temps de récupération, d'accueil des sensations, permettent de rectifier l'écart. Et de se réapproprier son corps propre.

Au fond comme si ce corps dans sa réalité vécue, enfin, pouvait se libérer de certaines pliures et se déployer dans une cohérence nouvelle.

Notre corps a cette particularité de ne vivre que dans l'ici et maintenant. L'esprit, à l'inverse, non : il va, il vient… C'est la raison pour laquelle nous nous appuyons sur le corps afin que la conscience, certes avec de l'entraînement, s'accoutume à vivre l'instant présent.

Par ailleurs, certains exercices de sophrologie se mettent au service de l'apprentissage de nouveaux gestes : musique, danse, sport, conduite automobile… L'outil, l'instrument, l'objet quel qu'il soit est intégré au schéma corporel de son utilisateur comme son prolongement.

Cette image du corps alors plus symbolique se façonne également par tout ce qui nous a été dit sur nous dans l'enfance et l'adolescence. Très tôt, le corps du bébé est qualifié par son entourage familial, par le biais des ressemblances, des attitudes ou du regard. On pourrait dire qu'il est pétri par les attentes et l'histoire familiale de ses géniteurs. Comme l'écrit Anne Ancelin Schützenberger : « Donc, à la naissance, le corps de l'enfant est d'abord et avant tout un corps psycho-généalogique » (*Aïe mes aïeux*, éditions Desclée de Brouwer, 1993). Ces paroles vont se graver dans le corps comme une empreinte ; à cette différence près que ce dernier a une mémoire de forme. Et qu'à force d'être répétés, ces mots vont « fixer » le corps, du moins en partie, dans une mémoire familiale plutôt qu'individuelle. Parfois, cela peut entraîner ce que nous appelons un « faux *self* » ou la « persona ».

La persona

Le mot vient de *per sonare,* le masque que portaient les comédiens grecs pour se faire entendre. Ce mot relève plus de la psychologie des profondeurs que de la sophrologie. Elles vont pourtant de pair, et ce concept peut être relié à ce que nous nommions plus haut l'« image de soi » : nous sommes nombreux à offrir une image qui n'est pas le reflet de ce que nous sommes en réalité. Carl Gustav Jung, élève, ami puis dissident de Freud, appelait cela la « persona ». C'est ce que les autres voient de nous et croient que nous sommes ; c'est un masque, une sorte de peau qui nous protège et nous aide à établir des liens sociaux. La persona peut être au sens positif un rôle que l'on endosse, une fonction, une allure ou une attitude nécessaire à la relation. Pour autant, lorsque la « représentation » est terminée, il faut pouvoir se débarrasser de ce costume et redevenir... soi. Certaines personnes, modelées par diverses épreuves, ne se perçoivent pas comme revêtues d'une enveloppe qui n'est pas la leur et s'identifient à la persona. Elles se confondent avec le regard que les autres leur adressent, ont un comportement qui paraît décalé, inadapté à la situation, et continuent à jouer un rôle : c'est le faux *self*.

Nous évoluons profusément aujourd'hui dans une société où beaucoup tentent de se fabriquer une image de célébrité, par exemple, quel que soit le coût psychologique de cet investissement. Artificiellement, ils peuvent l'acquérir, mais, le jour où « l'écran ne s'allume plus sur eux », ils se perdent, parfois s'effondrent.

Voilà pourquoi la sophrologie prône une posture authentique, proche de ce que nous sommes, avec nos défauts et nos qualités. Il me paraît impossible de changer sans être passé par l'étape qui consiste d'abord à s'accepter.

Vivre le positif

L'un des trois principes de base implique, après avoir orienté sa conscience, que nous nous encouragions à regarder les choses de façon positive.

C'est comme lorsque nous faisons notre marché : quels fruits, quels légumes choisissons-nous ? Les meilleurs pour nos yeux, notre nez, nos mains et notre anticipation gustative.

Sachez que nous allons nous servir de notre vie présente, passée, future comme d'un grand marché.

Nous allons diriger notre objectif vers les fruits les plus mûrs de notre existence. Les moments que nous avons dégustés avec le plus de plaisir, de densité. Il existe de nombreux petits moments simples de notre vie qui sont des instants intenses. Notre corps, notre cerveau vont retrouver les sensations, les émotions d'alors par mémoire interposée (Proust et sa madeleine...).

Mais il y a aussi des souvenirs sur lesquels notre vécu ne s'est pas spécialement arrêté, comme invisibles, semblables aux étoiles dans le ciel, le jour. Des étoiles de notre histoire sont aussi tapies, là, imperceptibles à l'œil. À force d'aller vers elles, de les stimuler, de les inscrire dans notre présent, elles vont se conglomérer, ramener avec elles d'autres instants délicieux sur lesquels la conscience ne s'était pas posée à l'époque.

Et le négatif, me direz-vous ? On s'en occupe aussi à notre manière. J'ai une façon très personnelle de le considérer. Vous souvenez-vous des appareils photo argentiques ? Comment appelions-nous la pellicule ? Oui, un négatif. Et que devenait-il chez le photographe ? Un positif, après avoir été révélé et fixé. On gardait même les négatifs dans une petite pochette pour les retirages, au cas où.

Certes, dans notre vie, il y a parfois des souffrances qui laisseront à jamais des marques indélébiles dans notre corps et dans notre âme. Je ne crois pas à leur complète désincarcération. Ces tragédies individuelles ou collectives s'inscrivent dans une comptabilité implacable et injuste. Pourtant, dans un travail d'accompagnement, à deux ou en groupe, de juxtaposition de paroles, d'empathies partagées, des lueurs résilientes peuvent jaillir de l'ombre.

Il ne s'agit pas de simples feux follets, mais de lumières qui agrandiront le cœur. Ne laissons pas les épreuves nous éteindre, faisons-en des germes de croissance. Et peut-être, à notre tour, pourrons-nous tendre la main à ceux qui cherchent leurs étoiles.

Changer de point de vue

Changer notre angle de vue nous permet de voir les choses autrement, de tordre le cou à nos *a priori*, nos préjugés. À notre propos, comme dans le regard que nous posons sur les autres ; n'oublions pas que nos représentations déterminent le comportement et que, en retour, le comportement de l'autre renforce nos *a priori*…

Certes, nous sommes conditionnés par notre éducation, notre famille, notre milieu social, culturel, etc., en quelque sorte formatés par un « disque dur » externe qui nous met en condition et nous prédispose à un certain nombre de jugements. Souvent péremptoires.

Changer de point de vue exige parfois un renoncement, une désobéissance à une part des logiciels installés. Accoucher, s'extraire du « on » pour devenir « je » et se différencier d'une uniformisation de pensée, d'une pression de conformité, de dogmes convenus.

Nos anciens référentiels sont des conforts qui nous sécurisent.

La force de l'habitude d'être parfois victime ou persécuteur de soi-même…

Développer la réalité objective

Il s'agit d'un autre principe de base. Le sophrologue s'exerce d'abord sur lui-même et cet entraînement doit par ailleurs se poursuivre en permanence, sous peine de ne plus être congruent, en cohérence avec les séances proposées à autrui. Imagine-t-on un professeur de musique ne plus pratiquer son instrument ou un moniteur de tennis ne plus jouer, à quelques exceptions près ?

Le praticien doit se questionner : « Où en suis-je de ma propre conscience ? », doit-il se demander, tout comme il doit se rendre compte de l'état de conscience des personnes qu'il entraîne. Il se confronte en permanence à sa propre réalité, ses possibles, son rôle propre, sinon il risque de sortir de son cadre de compétence et de ce pour quoi il a été formé.

Il possède ses propres valeurs, ses propres références et sa disposition singulière d'éprouver les choses du monde, comme nous tous.

Mais nos concepts bougent : se « rendre compte » de là où nous en sommes, dans le flux de l'existence est comme suivre notre « fil d'actualité ». Cette démarche demande de l'adaptabilité et de la lucidité pour oser le changement.

Le bord du sommeil ou « seuil sophro-liminal »

Le *terpnos logos* est cette voix calme, tempérée que le sophrologue utilise lors de sa pratique. Ce discours a aujourd'hui évolué, est devenu plus naturel, alternant des passages plus toniques à des inflexions plus reposantes.

À l'origine, le *terpnos logos* devait conduire le patient à un niveau que l'on nommait le « seuil sophro-liminal », cet étroit passage que nous traversons tous, avant de nous endormir (seuil hypnagogique) ou avant de nous éveiller (seuil hypnopompique). Il s'agit d'un rythme cérébral signant une relaxation légère, marqué par des ondes alpha (8 à 13 Hertz), voire thêta (4 à 7 Hertz) pour des relaxations très profondes. C'était le passage obligé avant toute activation sophronique.

Pour autant, si j'évoque le seuil sophro-liminal à l'imparfait, c'est qu'il est davantage réservé au versant relaxation qu'à la sophrologie dynamique. Cette dernière s'éloigne de plus en plus de tout état « hypnoïde » pour favoriser *a contrario* la vigilance, l'acuité et la présence : une dynamique intentionnelle étayant un tonus de la conscience.

4. LE DÉROULEMENT D'UNE CONSULTATION

Les différentes étapes

L'entretien préalable

Que ce soit en groupe ou en individuel, le sophrologue recueille pendant quelques minutes les témoignages et vécus ressentis au cours de la semaine, afin de jeter une passerelle entre les différentes séances et ordonnancer un continuum cohérent. Il n'est pas rare qu'en individuel, la séance préparée à l'avance par le sophrologue soit remise en question et nécessite une adaptation liée à l'actualité physique ou psychique de la personne. Il arrive également que cette dernière éprouve vraiment le besoin de parler. Même si le sophrologue n'est pas psychothérapeute, il ne peut endiguer ces paroles, toutefois il se doit toujours revenir au corps et proposer même une miniséance.

L'attitude informative

Toute séance doit être précédée d'une description précise des différentes articulations de celle-ci. S'il s'agit de relaxation dynamique, les mouvements, appelés stimulations, seront montrés. Il arrive parfois que certains participants demandent : « Pourquoi tel mouvement ? À quoi sert-il ? » Aucune explication de sens ne peut être fournie : chacun doit vivre sa propre expérience. Nous en tenons pour preuve qu'en groupe, une même proposition sera vécue totalement différemment selon les besoins de chacun.

Chaque stimulation est proposée trois fois :

1 – découverte,

2 – conquête,

3 – transformation.

Pour les séances statiques, il en est de même : le protocole de la séance doit être détaillé et accepté par le consultant. Il ne doit pas y avoir d'effet de surprise : ce serait selon toute hypothèse la manifestation d'un sentiment de toute-puissance de la part du praticien : « Faites-moi confiance... Je sais ce qu'il vous faut... » Ou encore le « vouloir faire plaisir »... L'intention de surprendre... Une séance est comme un covoiturage, chacun connaît à l'avance le chemin à emprunter.

Les activations

C'est la séance proprement dite. Elle comporte de nombreux paramètres soigneusement agencés, coordonnés, progressifs. Le praticien doit être particulièrement attentif à la manière dont la personne vit les propositions. La séance peut parfois faire surgir des émotions, des retenues, des rythmes singuliers, autant d'indices utiles pour conduire l'échange qui suivra.

La reprise finale

Toute séance s'achève par un étirement, une tonification corporelle et mentale afin de réinscrire la personne dans la nouvelle réalité de l'instant. Le regard posé sur l'après n'est plus le même que celui posé sur l'avant. Un temps de silence est parfois utile avant d'ouvrir le partage, comme une remontée par paliers après une plongée en eaux profondes.

Le temps de verbalisation

Le vécu de la séance est partagé par le ou les participants. En groupe, tout le monde n'est pas obligé de témoigner de son vécu, à moins que certains « s'enferment » dans le silence et que celui-ci apparaisse comme « signifiant ». C'est un temps et un espace pour moi des plus importants, car le travail sur le corps est tout sauf innocent. Comme nous l'avons évoqué plus haut, le corps recèle bien des blessures, des cicatrices anciennes (psychiques, s'entend), des humiliations refoulées, et les stimulations proposées peuvent parfois les faire remonter à la conscience...

Lors d'un témoignage, il ne suffit pas pour le sophrologue de juste acquiescer ou de hocher la tête comme un petit chien à l'arrière de la voiture ! L'écoute n'est pas naturelle : c'est un art qui s'apprend, s'entretient, se confronte à lui-même. Le projet de l'écoutant est d'amener la personne à préciser, clarifier son expression, à élargir à chaque fois un peu plus la conscience qu'elle a d'elle-même, sans chercher naturellement à l'influencer.

Les gammes de reformulations sont nombreuses et doivent toujours se situer au plus près de ce qui a été entendu sans rien retirer ni ajouter. Beaucoup de pièges guettent les écoutants insuffisamment formés, qui ont des défauts comme le soutien, l'évaluation (positive ou négative), l'interprétation définitive, l'investigation, le conseil, la solution au problème...

L'empathie est certes vitale et c'est l'un des fondements de la relation d'accompagnement, mais elle ne doit pas se confondre avec la compassion. Comme l'écrit si superbement Christian Bobin dans *La Lumière du monde* (Gallimard, 2001) : « Dans l'empathie, on peut prendre soin d'autrui comme jamais il ne prendra soin de lui-même, par une attention tendue comme un rai de lumière, mais il n'y a aucune emprise psychique sur lui. C'est l'art double de la plus grande proximité et de la distance sacrée. »

Les fondamentaux d'une séance

L'alliance

Nous nommons ainsi la relation qui existe entre le sophrologue et son sophronisant (c'est ainsi que l'on nomme les personnes qui vivent la séance) ou son groupe. Comme une écharpe de confiance tendue entre chacun des interlocuteurs sans position dominante. Le sophrologue ne se montre pas comme « celui qui sait ».

Celui qui consulte est considéré comme « sujet », responsable de sa démarche. Il est inconditionnellement reconnu dans son entièreté et sa singularité. Le sophrologue l'accompagne dans sa demande, à son rythme, sans rien précipiter. Nous pensons que chacun sait ce qui est bon pour soi.

Cette alliance ne se déclare pas *de facto* : elle se conquiert conjointement et se densifie au fur et à mesure des rendez-vous. Plus le sophrologue se montre authentique, plus les sophronisants peuvent se sentir libres d'être eux-mêmes. Nous pourrions ajouter que l'alliance est une force constructive codirectionnelle, destinée à libérer les potentiels en sommeil. Cette alliance qui dure le temps des séances doit pouvoir se rompre sans frustrations et sans regrets. À la fin du contrat, lorsque les sophronisants sont en passe d'assurer leurs propres séances (l'intégration), cette alliance devient celle de la personne à l'intérieur d'elle-même. J'oserais aller jusqu'à penser qu'elle est le symbole d'un mariage intérieur qui scelle les dispersions de l'être dans une unité reconquise.

Les mots

« Jeunes gens, prenez garde aux choses que vous dites. Tout peut sortir d'un mot qu'en passant vous perdîtes. » Victor Hugo *(Toute la lyre, 1888)*.

Les mots possèdent une énorme importance dans l'ensemble du processus sophrologique. Ce sont de véritables outils, qui ne doivent pas seulement être pensés, mais vécus. Au travers des significations et des expressions choisies, le sophrologue doit être le moins suggestif possible, le plus permissif. Il ne doit pas influencer : « Vous vous sentez heureux, vous vous sentez calme, vous éprouvez du bien-être... », de sorte que le participant puisse accéder à ses propres sensations et perceptions. Ce n'est pas en lui perfusant du bonheur ou de la félicité à longueur de séance que le patient repartira serein comme Bouddha.

Durant le temps de verbalisation postérieure à la séance, il pourra idéalement accéder à la valeur symbolique de son propre langage, en d'autres termes apprivoiser un discours qu'il fera « sien ». En effet, il existe depuis l'enfance, en chacun de nous, des emprunts, des mimétismes, des « greffes » de langage issus de l'entourage familial ou éducatif, qui nous ont façonnés, mais dans lesquels nous ne nous reconnaissons plus. Ce temps d'écoute indispensable, « sans analyse ni jugement », permet à celui qui consulte dans un climat de respect, d'accéder à ce qu'il est, de s'appuyer sur ses valeurs, ses choix, ses orientations propres.

Les silences

Inconfortable, boudeur, pesant, gêné, tendu, suspicieux, indifférent, agressif, excluant… le silence pour certains est source de danger. Que de messages non verbaux transpercent le silence ! Comme l'écrit Amélie Nothomb : « Le silence est plus tapageur que tout. »

En sophrologie, nous aimons passionnément le silence. Il est source d'écoute intérieure, de ressourcement, de plongée contemplative ou méditative.

Il rythme les discours du sophrologue, suscite le questionnement, parce qu'il est plein de plongées « en soi ». Il existe dans notre méthode un niveau, inspiré du zen, où nous pratiquons la méditation. Assis, ou en marchant, nous nous immergeons dans le silence. Allons… soyons sincères ! Nous essayons d'abord de stopper les trains des pensées, car notre cerveau est une véritable gare de triage… Et puis, l'espace d'un instant, tout se tait en nous… Puis l'espace d'une minute, d'une heure… Quel merveilleux moment lorsqu'il survient ! C'est un requiem de Mozart sans les notes. Vient peut-être alors le temps de recueillement envers la nature d'avoir fait de nous des vivants.

La temporalité

Hormis la partie dynamique, la sophrologie se transforme avec le temps en une symphonie admirable.

Le temps présent ? Nous l'évoquerons beaucoup au cours de cet ouvrage et plus particulièrement dans le CD qui l'accompagne. Le présent, c'est le temps de l'incertain, cerné par son effacement vers le passé et le surgissement inéluctable du futur. Il a un goût d'éphémère et en même temps d'incandescence, qui glisse tellement vite quand on aime. Peut-être l'amour est-il la clé pour stopper l'horloge ? L'ici et maintenant dégage un parfum d'intemporel.

Le futur peut être imaginé, visualisé avant d'y entrer, en frappant délicatement à sa porte. Anticiper un changement de position, un examen médical, une épreuve orale, un geste sportif, un entretien d'embauche, un accouchement ; enfin… tout ce que la vie nous offre comme terrain possible pour tenter de gérer les difficultés en les devançant et en nous y préparant positivement.

Le passé ? Il est le contenant de notre mémoire épisodique. Tout ce que nous avons vécu depuis notre enfance est pourtant en permanence réactualisé et recomposé. Il n'y a pas de souvenirs intacts. Vouloir se rappeler entraîne une réinterprétation en fonction du regard que l'on y porte.

Voyez comme des frères et sœurs, même des jumeaux, témoignent si différemment d'événements vécus en commun. Encore une fois, la conscience peut choisir les moments positifs de notre histoire, les instants forts et constructifs qui la jalonnent. Il y a même des épisodes infiniment précieux, un peu enfouis, qui resurgissent et illuminent la séance. En revanche, les séances sur le passé ne doivent être proposées qu'après un long entraînement sur le présent, les personnes ayant tendance à laisser resurgir des souvenirs négatifs.

Enfin, il est un dernier temps dans certaines séances, nommé la totalisation, où les trois précédents s'unissent et créent cette symphonie admirable où tout est un. C'est une forme de rassemblement, une conjonction conscientisée de notre passé, de notre présent et de notre futur, circulaire, et non plus linéaire. Nous pouvons prendre appui sur nos réussites passées, en avoir intégré les leçons et les habiletés et nous en servir pour nous propulser vers d'autres aventures.

La spatialité

La peau est notre limite, notre frontière entre l'espace intérieur et l'espace extérieur. Notre relation à l'espace, aux distances, passe par le corps. C'est le schéma corporel qui nous permet de bouger, d'agir, de courir, etc., d'interagir avec l'espace environnant. Nous ne pouvons nous orienter sans avoir la perception de notre propre corps et de son tonus postural. Il nous arrive d'être gauches, malhabiles, de nous cogner parce que notre propre corps, guidé alors par le cerveau, ne recueille pas les informations suffisantes pour contourner des obstacles, ajuster un geste précis, la préhension d'un objet... En sophrologie, cette notion d'ajustement entre le « dedans » et le « dehors » trouve de très nombreuses applications : dans tous les sports, l'apprentissage de la musique, la manipulation d'outils... L'objet tenu entre alors dans le prolongement du corps et s'intègre au schéma corporel. Également utile pour l'équilibre requis dans de nombreuses activités, le déplacement plus sûr pour les personnes âgées...

La liste est loin d'être exhaustive d'autant que, dès l'enfance, les relations à l'espace et au temps sont intimement liées et concourent au développement harmonieux de la personnalité.

À cet égard, je vous propose un petit aparté : pourquoi utilisons-nous, sur certains mots (temporalité, spatialité...) le suffixe « ité » ? Parce qu'il s'agit d'un concept (temps, espace) projeté à la réal « ité ». Il devient éprouvé, vécu, projeté à l'existence et pas simplement « pensé ».

5. L'ENTRAÎNEMENT

Parfois, il y a des demandes qui exigent des résultats immédiats : une semaine avant le bac, trois jours avant un concert à cause d'un trac paralysant... Il n'est alors pas aisé pour le praticien de s'adapter à la demande. Il peut avoir recours à ce que l'on appelle une sophrologie « couvrante », des techniques de support pour « dépannage ponctuel ». Ce recours peut conduire à des résultats momentanément satisfaisants, les résultats obtenus étant proportionnels à la motivation suscitée par l'urgence.

Mais revenons à la méthode comme transformation existentielle, ce qui est son but initial. Des groupes d'entraînement hebdomadaire ont lieu un peu partout en France pour des sommes modiques. Il est indispensable que la pratique soit régulière, sous peine de la déposséder de ses bienfaits. L'application de l'apprentissage doit également se poursuivre entre les séances, au quotidien. Partout ! En se levant, dans les embouteillages, dans les files d'attente au supermarché, au travail, en marchant, en mangeant, en écrivant...

Si, au départ, les personnes disent « ne pas y penser », progressivement, cette autodiscipline devient opérative, car elle requiert nécessairement de la constance. Elle devient alors mue par le principe de plaisir et permet à l'individu de tendre vers la diminution des impatiences, des frustrations, des spoliations d'âme, voire des souffrances.

6. LES APPLICATIONS

Au niveau existentiel, de la naissance à la fin de vie, à travers toutes les épreuves et les bonheurs qui jalonnent une existence, la sophrologie peut trouver sa place. Certes, elle n'est pas une panacée et ne trouvez nul prosélytisme dans notre propos. Le côté admirable de cette méthode est qu'elle nous fait travailler en douceur, bienveillance et va, l'air de rien, nous impacter en profondeur. C'est étonnant comme j'ai pu constater que le travail sur le corps agissait avec autant d'efficacité sur l'esprit et le cœur.

Nous pourrions peut-être juste poser des mots lus ou entendus dans notre pratique de plus de trente-cinq années, et évoquer comme bienfaits de la sophrologie : la verticalité, le déploiement, la prise de recul, l'alliance, le sentiment d'exister, l'ouverture, l'alignement corps-cœur-esprit, la congruence, l'empathie, la conscience de soi, la renaissance… Ne vous laissez pas influencer pour la question qui suit !

Voudriez-vous inscrire trois mots ou trois conquêtes existentielles vers lesquelles vous voudriez tendre ?

Pourquoi existentielle ? Parce que c'est la démarche radicale de la sophrologie : il s'agirait moins « d'être » que d'ex-ister : issu du latin *ex* et de *sistere*, « être debout », « être stable ». Autrement dit, expérimenter la vie, la relation au monde, démonter les systèmes acquis passivement pour s'engager dans une véritable responsabilité de choix conscients.

7. QUI SONT LES SOPHROLOGUES ?

Au niveau médical ou thérapeutique, on peut distinguer les praticiens du corps médical ou paramédical, spécialistes du « soma », qui utilisent la sophrologie en complément de leur formation initiale, comme le font les dentistes, cancérologues, chirurgiens, sages-femmes, infirmiers, orthophonistes, kinésithérapeutes, etc.

Autres thérapeutes, les « sophro-analystes », psychologues, psychanalystes, psychothérapeutes qui utilisent la sophrologie comme outil, comme moyen pour traiter les difficultés psychiques. Ces derniers possèdent une solide formation en matière de psychopathologie et ont suivi ou poursuivent encore une analyse ou une thérapie personnelle, selon des formes diverses.

Enfin, il existe environ 6 000 sophrologues non issus du milieu soignant, ayant suivi une formation complète, qui officient en libéral ou en association. Certains d'entre eux exercent même dans des hôpitaux spécialisés en addictologie ou dans des centres anti-douleurs.

COMMENT CHOISIR UN SOPHROLOGUE ?

Nous disons souvent qu'il n'y a pas de sophrologie car il n'y a que des sophrologues. En effet, chacun a son parcours, sa manière de percevoir et de transmettre la méthode au travers de son apprentissage et aussi de son expérience propre.

Il se doit d'avoir été formé sur un cursus d'au moins deux années, ce qui représente un peu plus de quatre cents heures en présence de formateurs qualifiés et expérimentés et exclut tout cours par correspondance ou par Internet ! Je ne crois pas, en effet, que l'on puisse apprendre à nager sans s'immerger dans l'eau.

L'apprenti doit passer par un travail approfondi sur lui-même, maîtriser toutes les techniques – elles sont nombreuses –, savoir les adapter, les combiner et être capable de faire face à des demandes parfois délicates. Il doit pouvoir intervenir en institution sociale ou hospitalière, en entreprise, avec des managers, des groupes diversifiés et toute sorte de public averti ou non. Cette démarche réclame un apprentissage solide, cohérent, au savoir-faire et au savoir-être, sans jeter de la poudre de perlimpinpin ou des promesses d'objectifs impossibles à atteindre pour la personne qui le consulte. Certains instituts français peuvent d'ailleurs désormais remettre une certification reconnue par la CNCP (Commission nationale de la certification professionnelle), correspondant à un niveau III (bac + deux années).

La formation est une véritable « immersion » au sein d'un groupe, avec sa dynamique, sa force relationnelle. Une formation en sophrologie n'est pas de tout repos : sa dimension existentielle remet beaucoup de choses en question. La puissance intégrative de la méthode ne peut pas se faire en quelques mois. Elle nécessite des centaines d'heures de pratique, en stage et au quotidien. Le futur praticien a été évalué, validé lors de séances qu'il a animées, a conclu avec succès un stage d'application et rendu les documents nécessaires préconisés par son organisme de formation.

Le sophrologue doit également s'engager, dès qu'il est certifié et développe son activité, à continuer à se former et surtout à participer à ce que nous appelons des APP (analyses de pratiques professionnelles), centrées sur l'objet, ou des supervisions, centrées sur le sujet. Ce sont des espaces, au secret professionnel partagé, où il expose les situations qu'il rencontre et font écho, résonance chez lui. C'est un gage de sérieux et de responsabilité envers sa clientèle.

Il doit aussi être en lien, nécessairement, avec psychologues, psychiatres, médecins, etc. afin de se créer un réseau pouvant prendre éventuellement le relais si la demande du client dépasse le champ de ses compétences.

Je me dois d'ajouter que des connaissances même sommaires en psychopathologie lui seront vraisemblablement utiles, afin de ne pas se laisser piéger dans des relations problématiques ou de dépendance qu'il ne saurait repérer et déjouer.

Enfin, si vous allez voir un sophrologue, n'hésitez pas à lui demander son cursus s'il ne s'est pas spontanément présenté, avec simplicité et naturel.

Il doit ensuite, après avoir accueilli votre demande – il doit y en avoir une de votre part, sinon aucun travail n'est possible –, recueillir des informations sur votre besoin, vous proposer ce que nous appelons un « contrat », c'est-à-dire un rythme de séances, leur fréquence, leur coût et un bilan à la fin de ce coengagement (généralement 8 à 10 séances), qui peut être renouvelé si besoin.

Chapitre 2

LES 40 SÉANCES

En guise de préambule aux séances, si vous avez acheté ce livre ou si on vous l'a offert et que vous êtes en train d'en parcourir les pages, c'est que, déjà, vous souhaitez changer quelque chose dans votre vie. Mais…

Avant de poursuivre, observez comment vous êtes installé. Êtes-vous dans une position confortable qui favorise l'attention ? Sinon, modifiez quelque chose dans la posture de votre corps, même *a minima*, pour ressentir le changement.

Pardonnez-moi, j'insiste : êtes-vous dans la présence ou avez-vous entrepris en lisant de surveiller la cuisine, de regarder la télévision, d'attendre un coup de fil, de vous laisser importuner par le chat ?

Si c'est le cas, et que les autres occupations ne peuvent attendre, refermez-le. Je ne serais pas déçu, car c'est une première leçon : le rassemblement de vous-même, corps et esprit, est primordial afin de rester concentré sur ce que vous avez à faire de prioritaire.

Ah ? Vous êtes revenu ? Bien. Nous allons pouvoir commencer. Lisez attentivement les quelques lignes qui suivent avant de pratiquer les séances enregistrées.

Je vais vous proposer 7 séances de préparation. Je vous incite à les revivre régulièrement pour vous mettre en condition et favoriser le vécu des suivantes.

La même séance n'est jamais semblable. Tout change : votre environnement, votre état intérieur, ce qui a précédé, et surtout l'acuité de conscience que vous allez mettre dans le vécu. Un peu comme si c'était « toujours la première fois ».

Ne vous forcez pas à réaliser une proposition et gare au perfectionnisme ! Plus on met la barre haut et plus c'est facile de passer en dessous. Il n'y a pas en sophrologie de « bien faire » ou de « mal faire » ; il y a juste votre vécu et surtout le plaisir auquel vous vous adonnez pour pratiquer. Si vous sentez que « ce n'est pas le bon moment », alors différez !

S'il fait jour, ne tirez pas les rideaux et ne fermez pas les volets. Exercez-vous dans les conditions habituelles de la vie quotidienne, car le but de ces entraînements est d'être transposés dans la vie de tous les jours afin de les reproduire de façon autonome.

Une dernière recommandation : achetez-vous un joli cahier (vous le valez bien !) sur lequel vous transcrirez après chaque séance quelques lignes de votre vécu corporel (les sensations) ou émotionnel (les ressentis). Vous garderez ainsi la trace de votre évolution, de votre mutation.

LES TROIS POSITIONS

Nous allons les appeler « lectures du corps ». Vous les accomplirez, pour débuter, de manière statique. Pourquoi trois positions différentes ? Tout simplement parce que ce sont les trois positions majeures de notre vie. Le projet de la méthode est, j'insiste, de toujours transposer l'entraînement à votre vie de tous les jours. Exercez-vous, puis soyez capable de trouver le juste tonus, la juste tension adaptés à un projet, à une action, une épreuve sportive, un examen, un entretien d'embauche, etc.

Position assise

Chaque fois que vous êtes à table, devant l'ordinateur, au bureau, en voiture, face à un interlocuteur... pensez à ressentir la globalité de votre corps, à le percevoir dans sa totalité et à modifier, même *a minima*, votre posture, afin de la rendre la plus confortable possible. Nous avons tendance à n'être généralement attentif qu'aux segments corporels utilisés, délaissant les autres alors que, pour se vivre dans sa « totalité », nous avons besoin de nous rassembler corporellement. Un pianiste n'est pas seulement sensible qu'à ses mains, il joue et interprète avec tout son corps ; un footballeur n'est pas concentré que sur ses pieds ; un chanteur n'est pas concentré que sur sa voix, il vibre de tout son être...

Position debout

Étonnante attitude proposée que la position debout ! C'est l'une des particularités de la sophrologie qui la distingue d'un grand nombre d'autres méthodes.

La position debout, immobile, est souvent fatigante parce que des tensions imperceptibles s'installent. Pensez à relâcher trois zones : la mâchoire, les épaules, les mains. Éventuellement, déverrouillez momentanément vos genoux. Là encore, tentez d'obtenir un « juste dynamisme » dans les gestes. Essayez de ne tonifier que les *seules* chaînes musculaires nécessaires à une action, en laissant se reposer ou récupérer celles qui ne sont pas utiles à l'action en cours.

Je me souviens avoir passé plusieurs journées à carreler, ajustant les céramiques avec une meuleuse. Le soir, je me suis rendu compte que j'avais davantage mal aux mâchoires qu'aux bras ou aux jambes. Le lendemain, j'ai donc décidé d'orienter mon attention vers mon visage et j'ai remarqué que quand je découpais, ma mâchoire était crispée, les muscles du cou contractés… Avez-vous par exemple observé votre visage quand vous lavez votre voiture au Kärcher ? Les rides viennent assez vite d'elles-mêmes sans qu'on provoque leur apparition !

Position couchée

Nous passons un tiers de notre vie en position couchée puisque le sommeil occupe le tiers de notre journée. Nombreux sont ceux qui vivent mal cette séquence de vie si importante, si bienfaitrice, si régénératrice !

Hormis l'amélioration de l'endormissement que nous expérimenterons plus loin, la position couchée, si classique en relaxation, est le procédé le plus optimal pour percevoir la gravité du corps, puisque aucun muscle ne se trouve en tension, en tout cas en apparence. Une perception plus affinée de nos sensations permettra évidemment d'aller débusquer ces micro tensions et de les évacuer dans l'expiration.

MES SÉANCES

JE PROCÈDE À UNE LECTURE DE MON CORPS

1. « LECTURE DU CORPS EN POSITION ASSISE »

Durée : **9 min 13 s.**
Position : **assise.**

Déroulement : adossé sur une chaise ou un fauteuil, les mains posées sur les genoux ou sur des accoudoirs, jambes décroisées. Portez votre attention sur chaque partie du corps que je nommerai, sans chercher spécialement à vous détendre. Poursuivez par une perception globale de votre corps. Appliquez-vous particulièrement à observer votre respiration. Reproduisez quatre ou cinq fois cette séance avant de passer aux suivantes. C'est à consommer sans modération !

2. « LECTURE DU CORPS EN POSITION DEBOUT »

Durée : **9 min 30 s.**
Position : **debout, chaise ou fauteuil derrière soi.**

Déroulement : les bras le long du corps, les pieds écartés en aplomb du bassin. Cette séance préparatoire trouvera des prolongements efficaces dans plusieurs séances de ce CD. Adoptez la même démarche que celle de la séance 1. Percevez chaque partie de votre corps, puis globalisez et unifiez votre perception corporelle. Laissez-vous respirer librement. Vous pouvez mettre un coussin sous vos genoux. Si vous avez le moindre vertige, ce qui peut être normal au début, asseyez-vous !

3. « LECTURE DU CORPS EN POSITION COUCHÉE »

Durée : **9 min 52 s.**
Position : **couchée.**

Déroulement : installez-vous confortablement sur un canapé ou un relax (évitez votre lit), allongé sur le dos, vos jambes légèrement écartées et les pieds tournés vers l'extérieur. Si besoin, calez un coussin sous les genoux. Nous insisterons un peu plus sur le souffle.

J'APPRENDS À BIEN RESPIRER

Même si la respiration est omniprésente dans tous les exercices, nous allons lui consacrer spécifiquement 5 séances pour vous accoutumer à y être attentif au cours des autres pratiques.

L'attention portée à notre respiration est, en effet, majeure. Nous inspirons et expirons sans en avoir conscience 20 000 à 30 000 fois par jour. Notre respiration courante, moyenne, est très limitée (0,5 litre). Faisant partie du système neurovégétatif, elle est pourtant l'une des rares fonctions vitales sur laquelle l'homme peut agir. Forcée à l'inspiration ou à l'expiration, elle peut atteindre 4,5 litres.

À respiration profonde, calme, cerveau apaisé, émotions tempérées… Nous allons essayer de pratiquer une respiration totale afin de solliciter au maximum la réserve respiratoire pulmonaire.

Nous devrons initier l'inspiration par le ventre, puis les poumons et enfin les épaules, retenir l'air quelques instants et expirer en commençant par le haut, puis la cage thoracique et enfin le ventre.

Sérénité retrouvée

Les nourrissons, les enfants respirent par le ventre. Les contraintes éducatives peu à peu nous font remonter la respiration exclusivement vers le thorax, ce qui diminue le volume respiratoire, réduit l'oxygénation du sang, amoindrit l'espace réservé à la masse viscérale. À l'inspiration, le diaphragme s'abaisse, la sangle abdominale est poussée vers l'avant. À l'expiration, c'est l'inverse, le diaphragme se relève et les organes abdominaux retrouvent leur place. Voilà un excellent exercice pour favoriser les péristaltismes intestinaux (favoriser le transit) ou tubaires (transit de l'œuf pour la fécondation).

Trop souvent, nous essayons de contrôler des émotions débordantes, bousculantes (colère, peur, angoisse...) par le raisonnement (« Reprends-toi, calme-toi, détends-toi... ») : cela est absolument improductif. À l'inverse, des respirations maîtrisées pendant quelques minutes apporteront momentanément du soulagement, de l'oxygénation au cerveau et favoriseront une reprise de lucidité et de discernement.

Ces respirations peuvent être reproduites régulièrement au cours de la journée, quand tout va bien et le plus souvent possible. Ainsi maîtrisées, elles pourront être de grand secours en cas de surgissement de stress. En effet, utiliser une respiration contrôlée pour faire face à une situation difficile ou problématique sans entraînement s'avérera inefficace.

4. « S'OUVRIR À LA RESPIRATION »

Durée : **10 min 48 s.**
Position : **assise.**

Déroulement : adossé à une chaise ou à un fauteuil, les mains posées sur les genoux ou sur des accoudoirs, jambes décroisées. Après une lecture rapide du corps, démarrez par une respiration libre, naturelle, poursuivez en allongeant l'inspiration (qui se fait toujours par le nez) et l'expiration (qui se fait par la bouche).

5. « RESPIRATION EN CARRÉ »

Durée : **10 min 1 s.**
Position : **assise.**

Déroulement : commencez par une inspiration puis conservez l'air poumons pleins, expirez puis terminer par une rétention poumons vides. Quatre étapes qui justifient donc l'appellation en « carré ».

LE CYCLE DE LA RESPIRATION
EN QUATRE TEMPS

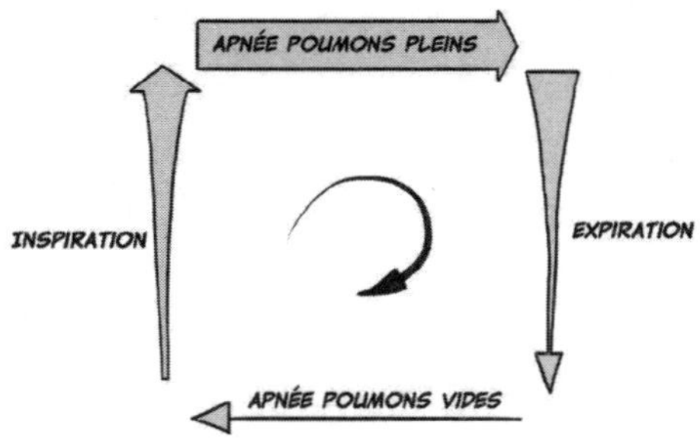

6. « RESPIRATION VENTRE GONFLÉ »

Durée : **6 min 10 s.**

Position : **assise, une main posée sur le ventre.**

Déroulement : inspirez par le ventre, avec de très courtes rétentions.

7. « RESPIRATION CARRÉE À TROIS ÉTAGES »

Durée : **6 min 50 s.**

Position : **assise, une main posée sur le ventre.**

Déroulement : inspirez en commençant par l'abdomen, puis le thorax et enfin les épaules, et maintenez entre chaque inspiration et chaque expiration un temps de rétention.

8. « RESPIRATION SYNCHRONISÉE AVEC UN GESTE »

Durée : **10 min 54 s.**

Position : **debout, une chaise placée derrière vous, puis assise.**

Déroulement : comme vous réussissez sûrement maintenant à maîtriser votre respiration grâce aux séances précédentes, vous allez apprendre à synchroniser un geste avec l'inspiration et l'expiration. Vous visualiserez le geste avant de le réaliser : lever un bras à l'horizontale devant vous.

Oscillez de gauche à droite, d'arrière en avant. Levez juste un bras à l'horizontale devant vous, puis l'autre, enfin les deux en démarrant l'inspiration à l'aube du geste, un moment de rétention poumons pleins, mains relâchées, enfin expirez en laissant redescendre chaque bras, puis les deux. La lenteur de votre inspir et de votre expir conditionne la temporisation du mouvement. Vous réaliserez cette stimulation trois fois avec chaque bras, enfin trois fois avec les deux bras. Ensuite, assis, visualisez un mouvement qui vous est utile, où vous synchroniserez un geste à la respiration (dans le sport, la musique, en portant des objets lourds, etc.).

C'est un travail très intéressant sur le rapport espace/temps, et cette synchronisation transposée dans votre vie quotidienne trouvera de nombreuses applications pratiques.

LE POSITIF ET LE NÉGATIF

Avez-vous déjà emménagé dans un appartement ou une maison qui avaient déjà été occupés ? Que faisons-nous avant de l'habiter ? Nous nettoyons, arrachons tapisseries et moquettes, désinfectons les sanitaires à l'eau de javel, passons l'aspirateur et lavons à grandes eaux. Nous faisons un « grand ménage » avant de nous installer dans un espace qui sera le nôtre. Parfois même, il y a de gros travaux ! Un espace que nous avons d'abord imaginé puis aménagé, enfin habité.
Il en va exactement de même pour conquérir une nouvelle façon d'exister. Il faudra en quelque sorte « nettoyer » préalablement notre espace vital, notre « intérieur », afin d'y installer de nouveaux réflexes, de nouveaux comportements. Cela ne se fait pas en un jour, et oui... là aussi, il peut y avoir de gros travaux ! Se débarrasser d'une éducation nocive, de conditionnements malveillants, de contraintes injustes peut demander du temps, de la patience et une véritable volonté pour engendrer du changement. Cette tendance à voir les choses en gris ou noir ne vient pas que de l'extérieur : nous sommes souvent nos propres producteurs d'autosabotage ou de maltraitance (observons comment nous nous parlons, parfois !). L'un de mes maîtres, le docteur Jacques Donnars, disait : « Nous colorons le monde à la couleur de nos propres lunettes. » Cette phrase ne me quitte jamais. J'ai une collection innombrable de lunettes intérieures teintées différemment. Elles m'ont coûté parfois en efforts, en verres cassés brouillant ma vue, mais leur interchangeabilité m'a toujours fasciné et ressourcé. Apprenons inconditionnellement à voir le positif, le devenir : contempler un bourgeon, c'est aussi deviner sa fleur. Que de bourgeons nous renfermons en nous, que nous pouvons laisser éclore.

J'ÉVACUE LES TENSIONS

De nombreuses personnes ne savent pas se détendre ni d'elles-mêmes ni par la relaxation. Il est alors nécessaire de passer par des étapes de tension avant des pauses de détente.

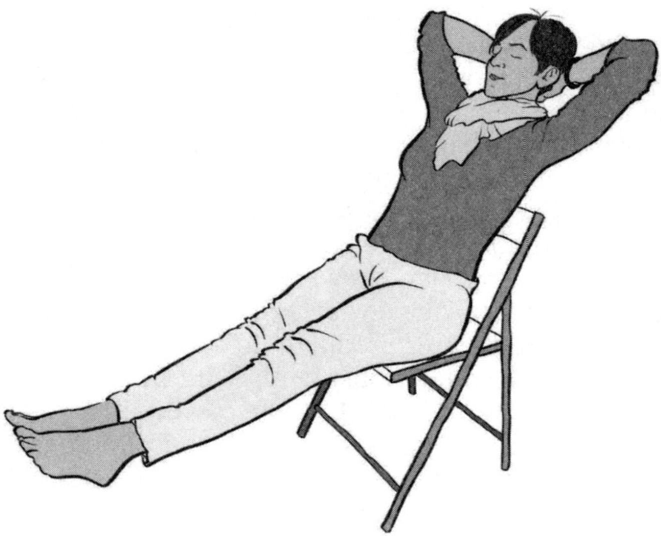

9. « TENSION/DÉTENTE »

Durée : **11 min 28 s.**
Position : **assise.**

Déroulement : contractez et relâchez successivement chaque partie de votre corps, la tête, les bras tendus à l'horizontale devant vous, le dos en vous décollant légèrement du dossier, la poitrine en croisant vos mains sur le buste, vos jambes en les soulevant légèrement vers l'avant, et enfin la totalité du corps en vous arc-boutant sur la chaise les mains croisées derrière votre nuque. Attention ! Les contractions doivent être douces, surtout la dernière.

10. « ÉLIMINATION DES TENSIONS NÉGATIVES »

Durée : **13 min 31 s.**
Position : **assise.**

Déroulement : cette séance est le prolongement de la précédente, mais avec ce que nous appelons un changement « d'intentionnalité » – nous émettons une intention projetée à l'existence, à savoir, là, dissoudre les tensions résiduelles. Elle est indispensable avant toute situation qui engendre une inquiétude, une crainte, une appréhension, un stress ou le trac.

L'ÉPOKÈ

Il existe dans la philosophie grecque un terme qui signifie « arrêt, interruption » : c'est l'*épokè*. Nous l'utilisons souvent, nous autres sophrologues. Littéralement, c'est une « suspension de jugement ». Nous apprenons à constater ce qui se passe sans nous positionner pour ou contre, sans émettre de préjugés. Cela ne signifie pas que nous nous désengageons ni que nous sommes indifférents. Simplement, c'est comme si nous appuyions sur la touche « pause » d'un enregistrement vidéo pour scruter l'image, son agencement, en observer la composition et tenter d'en saisir l'essentiel.
Ce n'est pas une attitude naturelle. Pris dans un tourbillon d'émotions, de pensées contradictoires, nous nous laissons souvent prendre en otages par

les événements : ce sont eux qui nous dominent, nous en devenons les jouets et ne sommes plus acteurs de l'aventure.
Vous souvenez-vous, quand nous étions enfants et que le jeu allait trop loin ou que nous voulions passer à autre chose, nous disions « Pouce ! » en le levant ?
L'*épokè*, c'est un peu la même chose…
Dans une situation difficile donc, tentez de ne pas réagir immédiatement : au niveau corporel, changez de position, relâchez les épaules, observez la scène comme si vous étiez « au-dessus ».
Faire une pause en se posant, cela s'appelle « lire le phénomène »…
Certes, ce n'est pas si aisé au début, mais c'est un remède opérant. Nous pouvons ainsi éviter bien des escalades de mécontentement et ne plus nous faire autant de mal. Trop d'énergie dépensée inutilement nous dépossède des réserves suffisantes en cas de nécessité, de vrais besoins.

- -

JE GÈRE MIEUX MON SOMMEIL

J'entends souvent des personnes dirent qu'elles perdent leur temps en dormant. Quelle carence dans la connaissance de nos horloges biologiques, et en particulier de l'importance du sommeil sur notre santé, notre efficacité et notre qualité de vie ! Ce n'est pas pour rien qu'il occupe le tiers de notre vie.

De nombreux ouvrages sont rédigés sur le sommeil, nous évoquerons seulement ici ce que l'on appelle les « trains du sommeil ».

Notre envie de dormir (le marchand de sable pour les petits) ne passe pas à n'importe quel moment lorsque nous avons une vie régulière. Il existe des cycles bien ordonnancés qui peuvent se détecter dès la fin de l'après-midi.

Comment s'y prendre ? Repérez à partir de 17 ou 18 heures les moments où vous bâillez ou que vous ressentez un « coup de barre ». Repérez ces horaires sur un carnet. Les écarts devraient apparaître selon une fréquence de 80 à 100 minutes. Faites-le sur une quinzaine de jours et vous connaîtrez ainsi les horaires de passage de ce fameux train du sommeil.

Imaginons qu'un train passe pour vous à 22 h 15, couchez-vous un quart d'heure avant et faites la séance numéro 11. Si vous le ratez pour des raisons diverses, n'essayez pas de vous endormir avant le passage du train suivant. Si votre écart est de 90 minutes par exemple, le train suivant passera à 23 h 45, et ainsi de suite.

(Ces séances ne sont pas prévues si vous souffrez d'insomnies dues à des raisons médicales.)

---

11. « PRÉPARATION À LA PROTECTION DU SOMMEIL »

Durée : **13 min 26 s.**
Position : **couchée sur le dos.**

Déroulement : après un repérage des points d'appuis, percevez de façon progressivement intense la pesanteur et le relâchement de votre corps en soulevant successivement votre tête puis vos membres supérieurs et inférieurs, enfin tout le corps.

---

12. « PROTECTION DU SOMMEIL »

Durée : **13 min 22 s.**
Position : **couchée ou assise.**

Déroulement : vous allez maintenant associer à la respiration une image de calme, de paisibilité. À l'inspiration, plusieurs fois, pensez à une image, puis ne pensez à rien à l'expiration. Puis pensez à une autre image à l'expiration. Enfin, associez les deux images à chaque inspir et à chaque expir. Ces images peuvent être remplacées par deux mots, deux symboles.

13. « PLANIFICATION À LA JOURNÉE »

Durée : **2 min 19 s.**
Position : **couchée.**

Déroulement : une bonne nuit se prépare dès le matin ! Juste après vous être éveillé, prenez conscience des sensations de votre corps (température, détente...) et visualisez quelque chose de positif concernant la journée à venir. Envisagez votre journée future en pleine possession de vos capacités physiques et mentales.

14. « SOMMEIL FLASH »

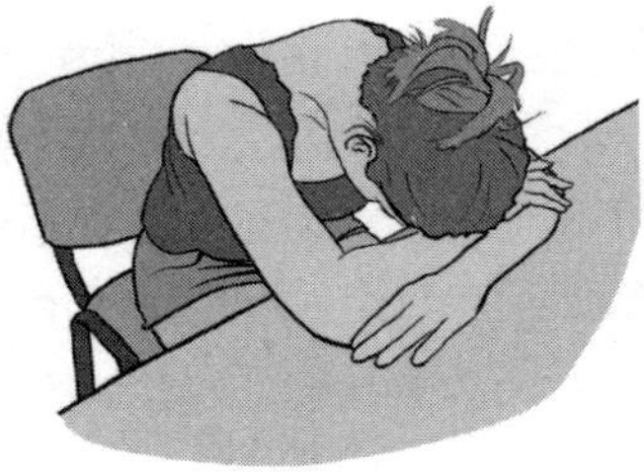 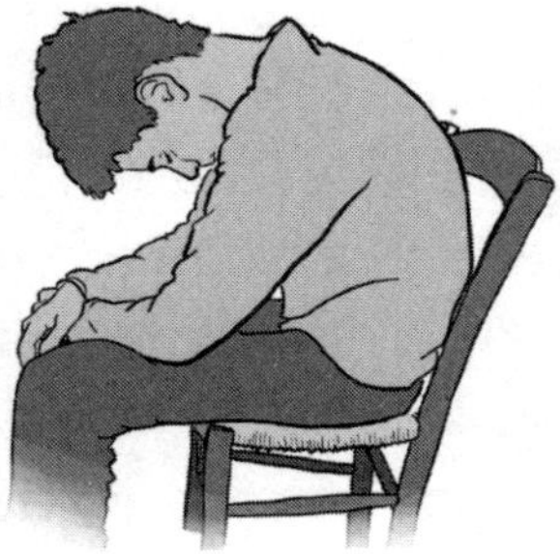

Cette séance permet de récupérer d'une nuit incomplète, d'une fatigue passagère. D'aucuns avancent que dix à quinze minutes de sommeil flash remplacent un cycle de sommeil. Cette technique est largement utilisée pour certaines courses nautiques, comme celle du *Figaro* ou encore pour combler les manques de sommeil au cours de voyages en avion impliquant de gros décalages horaires.

Durée : **7 min 45 s.**

Position : **assise, la tête reposant sur les bras croisés posés sur une table ou encore, si vous n'avez pas de table, dans la position de « cocher de fiacre », telle que représentée sur le dessin ci-dessus.**

Déroulement : cette séance comporte peu de mots et devrait, grâce à vos entraînements précédents, vous amener facilement « au bord du sommeil ». Vous entendrez le tic-tac d'une horloge. Laissez-vous simplement aller en pensant que les pensées et tourments s'échappent.

JE PRÉPARE MES EXAMENS

Angoisses, stress, appréhension, nombreuses sont les causes d'échecs privant ainsi les étudiants d'exploiter toutes leurs capacités, d'utiliser efficacement leur mémoire alors que les connaissances sont là. Mais elles sont parfois comme empêchées par la « crainte de ne pas se souvenir ». La détente musculaire, le contrôle de la posture dans une juste tonicité, des respirations profondes tout au long de l'examen permettront de favoriser une gestion optimale du stress.

La distraction est souvent l'ennemi de la concentration. Pourtant, le cerveau a du mal à faire deux choses à la fois, par exemple lire et écouter : je vous défie, si vous regardez à la télévision une chaîne d'infos, d'écouter les reportages ou les commentateurs et de lire en même temps les informations qui défilent en bas de l'écran. Notre cerveau sélectionne ainsi des canaux de perceptions préférentiels : il en active certains et en inhibe d'autres.

Autre exemple : il vous est peut-être arrivé de vous retrouver au restaurant avec un interlocuteur et beaucoup de bruit autour de vous, et vous aviez du mal à vous concentrer sur ce qu'il disait. Et puis… ses propos sont devenus passionnants, vous l'avez alors écouté et c'est comme si le restaurant avait été déserté et qu'il ne restait plus que vous deux. Cela s'appelle la focalisation : votre cerveau est tellement happé par les propos (ou la beauté !) de votre partenaire, qu'il crée des zones de « surdité partielle », occultant ce qu'il estime superflu.

Ancrage dans le bas-ventre

Allons plus loin. Au cours d'un examen, alors que la salle est bien sûr silencieuse, il y a encore plein de brouhahas. Ceux-là ne viennent pas du dehors, mais du dedans de vous : ruminations, regrets, sensations désagréables, autoreproches, émotions submergeantes, voire prophéties d'échec autoréalisatrices !

Il n'existe alors qu'un seul remède, je ne cesserai de l'écrire : la respiration, de préférence abdominale et profonde. Cet ancrage dans le bas-ventre, le *hara* (centre de gravité du corps) est une fondation sur laquelle vont se construire d'autres réflexes, positifs cette fois. C'est à partir de là que s'éteindront vos contaminations internes, et que vous pourrez reconsidérer positivement votre épreuve et engendrer alors des pensées encourageantes.

15. « SE CONCENTRER PAR LA FOCALISATION »

Cette séance est assez difficile, mais sa maîtrise et son intégration vous seront d'une grande utilité en de nombreuses circonstances. La distraction est souvent l'ennemie de la concentration.

Durée : **11 min 41 s.**
Position : **assise.**

Déroulement : concentrez-vous mentalement sur des chiffres et des couleurs après avoir allumé la radio ou la télévision. Concentrez-vous sur les propositions qui vous sont faites en faisant l'effort de vous « isoler » du bruit environnant.

16. « RESPIRATION "NARINES ALTERNÉES" »

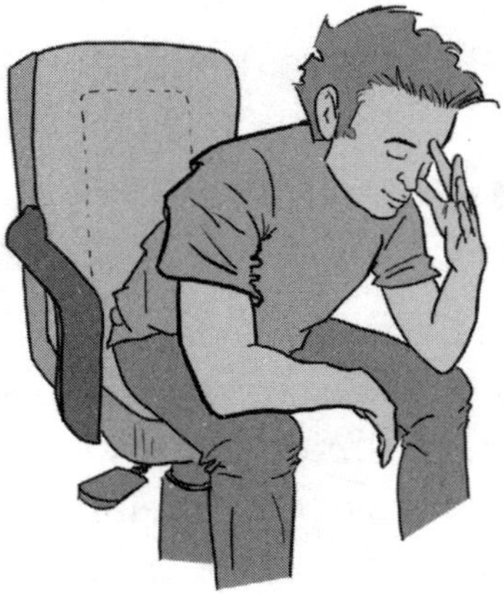

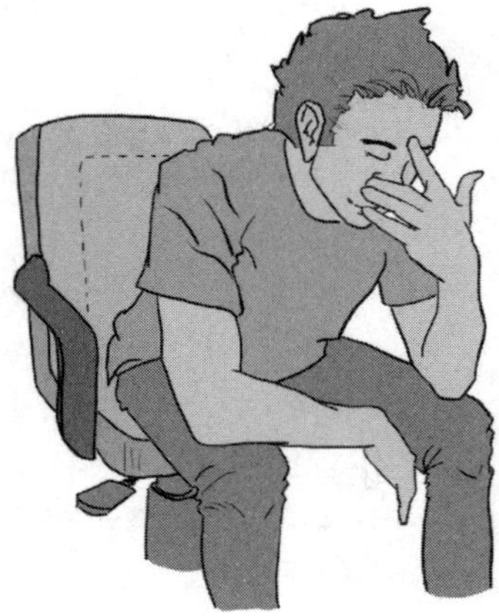

Cet exercice favorise le calme et la concentration assez rapidement.

Durée : **2 min 29 s.**
Position : **debout ou assise.**

Déroulement : posez votre index entre vos deux yeux. Si vous le faites avec la main droite, obturez la narine droite avec le pouce. Inspirez par la narine gauche – bloquez. Expirez par la narine gauche – bloquez. Inspirez par la narine droite, et ainsi de suite.

17. « TROIS QUALITÉS »

Lorsque vous demandez à des personnes leurs qualités, elles ont plus de mal à les inventorier que leurs défauts. Durant cette séance, nous ne travaillons que sur le positif.

Durée : **10 min 9 s.**
Position : **assise.**

Déroulement : évoquez trois qualités et si possible associez-les à des situations où elles s'exercent. Par exemple, l'habileté dans un travail minutieux, la qualité d'expression lors d'un échange, etc. Prenez peut-être le temps d'y réfléchir avant la séance et de les reporter sur votre journal de bord. Vous viendrez ensuite avec vos mains les déposer sur vous.

18. « VOS RÉUSSITES PASSÉES »

Durée : **11 min 58 s.**
Position : **assise.**

Déroulement : dans un premier temps, notez sur votre carnet les bons résultats obtenus, soit dans certaines matières soit à des examens blancs par exemple. Cette première séance, précédant la « futurisation » positive, consiste à revivre les sensations et ressentis perçus alors. Des respirations profondes actualisent ces sensations ainsi que vos mains posées de chaque côté de votre tête, s'ouvrant comme une large coupe.

19. « SE VOIR À L'ÉCRIT »

Ces exercices seront à pratiquer assis dans la salle d'examen. Ils déchargent des tensions négatives, des appréhensions et du stress. Les gestes sont associés à la respiration.

Durée : **12 min 16 s.**
Position : **assise.**

Déroulement : il s'agit de se visualiser juste après avoir reçu les sujets. Se préparer à répondre tranquillement, sans stress, sans précipitation, avec contrôle de ses pensées, de son raisonnement.

20. « SE VOIR À L'ORAL »

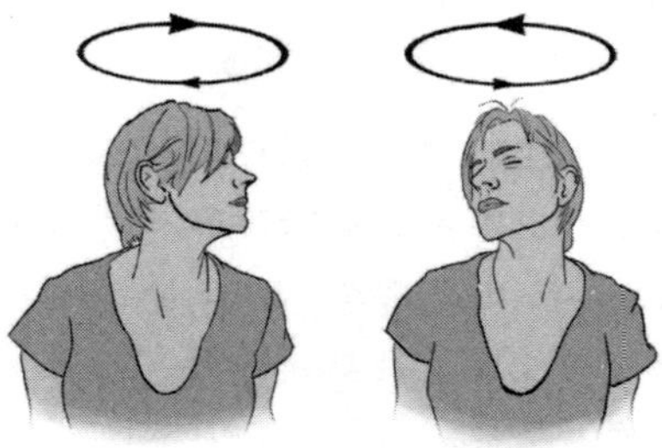

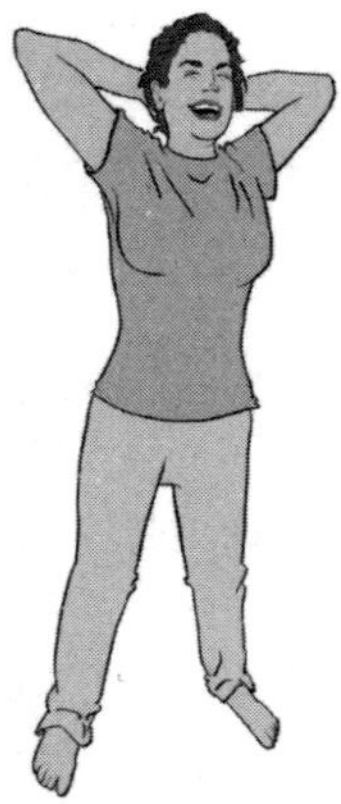

Durée : **9 min 49 s.**
Position : **debout.**

Déroulement : après la lecture du corps de bas en haut, procédez à trois stimulations. Effectuez un mouvement de la tête d'arrière en avant, puis des rotations autour du cou. Ensuite, inspirez en levant les épaules près des oreilles et, en rétention d'air, abaissez-les et relevez-les à plusieurs reprises, expirez et relâchez. Une tension/détente globale se produit alors, comme à la fin de la séance 9, comme sur le dessin : mains derrière la nuque, le corps très légèrement arc-bouté vers l'arrière.

JE SOMATISE LE POSITIF

Tout le monde connaît le mot « somatisation ». Il est couramment utilisé pour désigner des maux psychiques qui se traduisent sur le plan physique. Cette « transcription » est un mécanisme inhérent à l'humain. Ces conflits internes, s'ils ne se libèrent pas par une expression orale (psychothérapie, psychanalyse) ou créatrice (art-thérapie, par exemple), trouveront une issue, une cible dans des symptômes corporels.

Jour après jour, des tensions négatives s'installent, sans que nous en ayons conscience, et le vase se remplit. Certains ont un vase épais, d'autres plus fragiles, mais à un moment donné celui-ci peut déborder ou se fissurer pour éviter une « implosion ». L'image pourrait être celle d'un volcan : si des cheminées ne permettent pas le jaillissement du magma, il s'effondrera sur lui-même. C'est la même chose pour l'humain.

Équilibre à trouver

Nous sommes en permanence mus par des poussées contradictoires, des pulsions d'énergie qui doivent, pour nous maintenir en équilibre vital, trouver une issue. Ces mouvements internes peuvent se manifester vers l'extérieur par l'agressivité, la violence...

Cette séance propose de se servir de ce processus à l'inverse. Nous allons choisir une image, ou des images positives et les laisser s'enregistrer dans le corps. Ce dernier va capitaliser au fur et à mesure de nouvelles inscriptions (engrammes).

Nous procéderons, comme pour la séance 9, à partir de tensions et de détentes successives de nos membres, enfin de la globalité du corps.

21. « GESTE RESSOURCE »

Durée : **8 min 19 s.**
Position : **assise.**

Déroulement : après une lecture du corps, laissez venir un lieu dans lequel vous vous sentez bien, la plage, la montagne, la campagne, votre jardin, etc. Essayez de bien le visualiser avec toutes ses composantes sensorielles, « comme si vous y étiez ». Ensuite, fermez une main et associez ce lieu au mouvement réalisé. Dans certaines situations délicates, vous pourrez alors reproduire ce geste pour que l'image du lieu ressource réapparaisse et que vous retrouviez les sensations agréables et positives qui y sont associées.

22. « LA SOMATISATION DU POSITIF »

Durée : **15 min 37 s.**
Position : **assise.**

Déroulement : après la remémoration d'une image ou d'un souvenir agréable, sur une tension douce de chaque segment de votre corps, vous allez, sur l'expiration, laisser se diffuser cette image pour qu'elle s'enregistre dans le corps tout entier.

23. « SOULAGER CERTAINES DOULEURS »

Durée : **12 min 11 s.**
Position : **assise.**

Déroulement : cette séance consiste à substituer une douleur passagère, une sensation négative ou désagréable par la chaleur. C'est un moyen d'apprendre à contrôler la sensibilité et de diminuer les sensations douloureuses. Cette séance a la particularité de proposer un discours plus inductif dans le fond et dans la forme.

J'ÉLARGIS LA CONSCIENCE

La sophrologie est aussi, nous l'avons vu, comme un art de vivre. Ne nous attendons pas, comme les compagnons du Tour de France, à nous réaliser comme un chef-d'œuvre ! La série d'exercices qui suit nous invite à nous laisser imprégner par des choses simples, ce qui ne veut pas dire simplistes. Ce que nous pourrions appeler la grandeur de l'existence, expression présomptueuse, mais qualifiant une quête d'exister et non plus simplement d'être, s'édifie pierre après pierre. Parfois même, il est nécessaire de rectifier la précédente pour s'ajuster à la suivante. Ne visons pas la « clé de voûte » : le bâtiment de l'être serait fixé une fois pour toutes et nous empêcherait de corriger certains comportements. Alors, entraînez-vous à juste être des artistes du temps et du geste…

24. « LA CONSCIENCE DE GRANDIR »

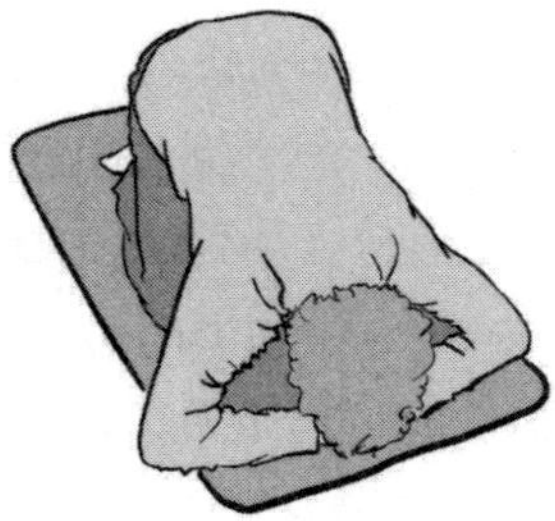

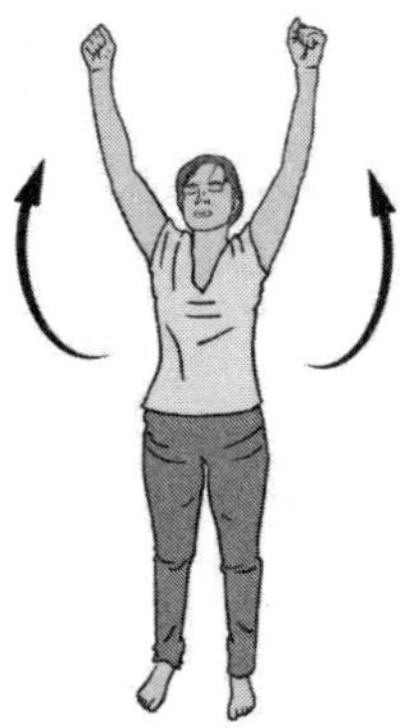

Durée : **13 min 35 s.**
Position : **debout puis assise.**
Position : **position indiquée sur le croquis, puis debout.**

Déroulement : vous allez vivre lentement le redressement progressif de votre corps en mettant toute votre conscience dans cette verticalisation entre terre et ciel. Levez un bras vers le ciel, puis l'autre et enfin les deux, trois fois pour chaque mobilisation.

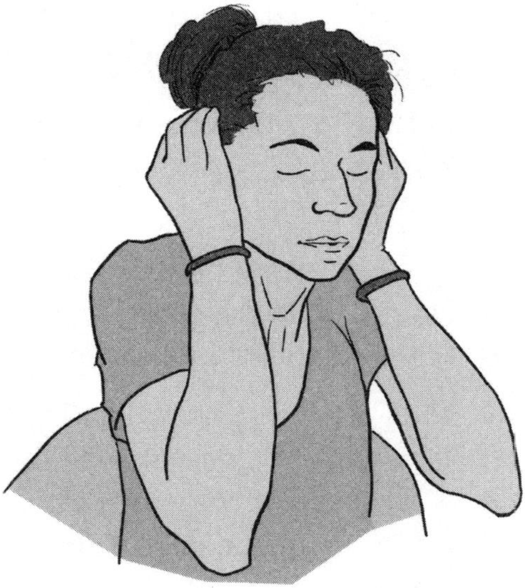

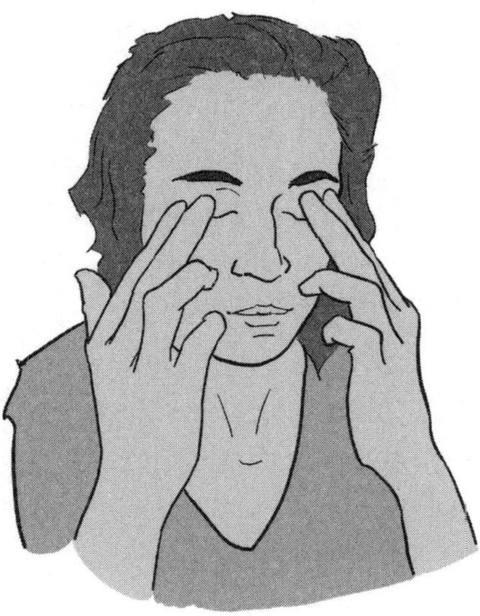

25. « DYNAMISER MES SENS »

Il est commun d'évoquer nos cinq sens. En réalité, nous devrions y ajouter le sens de la position (du corps dans l'espace), de l'équilibre, de la température et de la douleur.

Durée : **16 min 33 s.**
Position : **assise puis debout**
(évitez de mettre un écouteur sur les oreilles).

Déroulement : vous allez au cours de cette séance expérimenter la conscience de votre sensorialité, de vos cinq sens. Disposez à votre portée un grain de raisin, un quartier de clémentine, une fraise… à défaut, un carré de chocolat. À la fin de la séance, debout, vous pouvez émettre trois vœux : le premier pour vous, le deuxième pour ceux que vous aimez, enfin le dernier pour tous les êtres.

J'AFFIRME MA PRÉSENCE

Le corps est toujours présent dans le temps et dans l'espace. Il n'est jamais « ailleurs » de l'endroit où il se trouve. Il ne s'échappe jamais d'une inscription immédiate au monde à l'inverse de la pensée. Cette dernière détale subrepticement vers le passé ou le futur. Ces mouvements involontaires de va-et-vient nous déconcentrent d'actions en cours, nous éloignent de notre Présence. J'y mets volontiers une majuscule, car souvent cette attention à l'instant nous rend plus efficaces, plus constants, plus sereins, de fait moins angoissés ou anxieux.

La vie est offrande

Je perçois cette présence comme un recueillement fugitif, éphémère, sur le vivant. Cette grande qualité d'être nous permet de créer de ces instants inoubliables, parce que lorsque nos émotions y contribuent, ce seront ceux dont nous nous souviendrons le plus durablement.

Nous oublions parfois que la vie, pour la plupart d'entre nous, est cadeau. Ce mot a d'ailleurs comme synonyme « présent ». Recevoir un présent, c'est accueillir l'offrande.

26. « ICI ET MAINTENANT »

Durée : **9 min 29 s.**
Position : **debout/assise.**

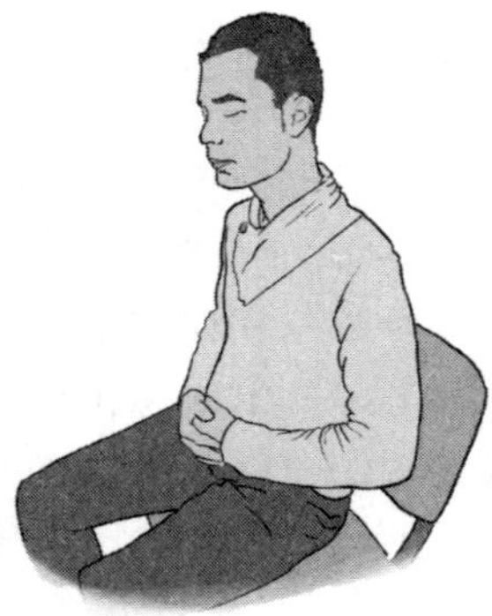

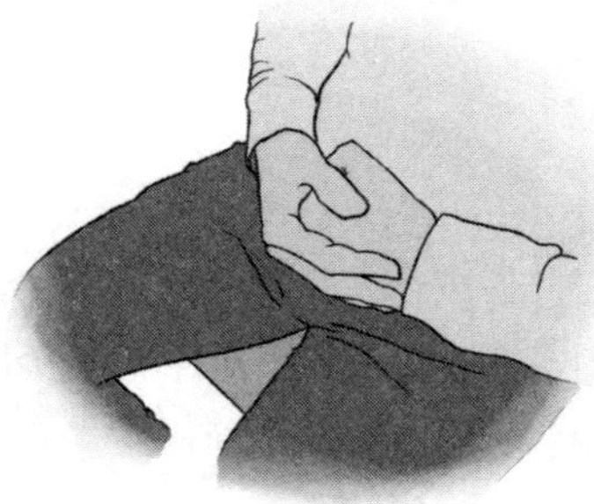

Déroulement : goûtez l'instant présent sans passé et sans futur. Savourez seulement le réel du moment. Rapprochez vos mains de vos épaules à plusieurs reprises pour vous offrir de la bienveillance, de l'estime… Enfin, initiez-vous à la posture méditative.

Merci à Amélie Soghomonian d'avoir prêté sa voix.

27. « RALENTIR UN GESTE DU QUOTIDIEN »

Durée : **2 min 57 s.**
Position : **dépend du geste choisi.**

Déroulement : choisissez un geste du quotidien, comme vous laver les dents, vous raser, vous maquiller, vous coiffer, déjeuner, etc. Ralentissez-le progressivement jusqu'à le découper en micromouvements. Évidemment, mimez sans ustensile.

J'INSTALLE LE SOURIRE

Avez-vous remarqué qu'un incident contrariant le matin se répercute parfois sur l'ensemble de la journée, si nous nous laissons aller à notre naturel ? Quand nous nous laissons envahir par ce ressentiment, il peut se retourner contre nos proches, nos collègues, voire contre nous-mêmes parce qu'après nous nous en voulons d'avoir été injustes. Ce mécanisme en ricochet est courant, on l'appelle « l'ardoise pivotante » : on fait payer la note à celui qui ne doit rien !

À l'inverse, la sophrologie incite à convertir l'ardoise en positif : s'offrir dès le matin une respiration pleine, la contemplation de notre enfant qui dort, un sourire à nos proches, la conscience de notre corps dans ses bons fonctionnements, et bien d'autres instantanés encore que vous allez inventer et saisir. Ils vont pareillement se répercuter positivement sur l'ensemble de la journée. Et ainsi de suite, à l'infini.

Car lorsque, à force d'entraînement, nous changeons notre regard, que notre conscience et notre Présence s'orientent différemment, notre réel se transforme.

28. « REGARDS SUR PHOTO »

Durée : **5 min 39 s.**
Position : **assise, les yeux ouverts.**

Déroulement : assis confortablement dans un fauteuil, vous vous êtes muni de la photo d'un être cher ou d'amis avec lesquels les relations sont chaleureuses. Laissez diffuser tranquillement dans votre corps les sentiments que vous éprouvez.

29. « SE VOIR... AU QUOTIDIEN »

Durée : **8 min 45 s.**
Position : **assise.**

Déroulement : vous allez développer cette nouvelle capacité qui consiste à pouvoir vous contempler, vous voir de l'extérieur. Elle va vous permettre de faire encore un grand pas dans la connaissance et la maîtrise de votre corps et de vos gestes, tout cela aboutissant peu à peu à une plus grande confiance dans vos possibilités. La séance débute par une visualisation le matin au réveil et dans la continuité de la journée.

LE BONHOMME CHINOIS

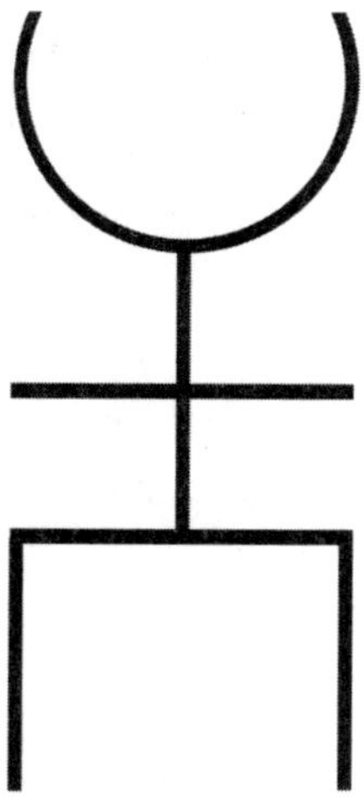

J'utilise en permanence en formation un symbole qui m'est cher : le bonhomme chinois. On le représente ainsi : le cercle, le ciel et l'esprit (les pensées, l'imaginaire et le spirituel).

La croix symbolise l'homme, les émotions. La barre horizontale la « relation aux autres », la barre verticale, la « relation à soi » (les ressentis).

Le carré représente la terre et le corps (les sensations).

Il est rare bien sûr que nous soyons équilibrés de façon si harmonieuse, cela représente un être idéal vers lequel nous devons tendre. Nous avons forcément des secteurs hyper ou hypotrophiés, des relations aux autres plus aisées que la relation à soi, ou encore une introversion qui l'emporte sur l'extraversion.

Si j'avais dessiné le mien vers l'âge de 18 ans, voilà ce que cela aurait donné :

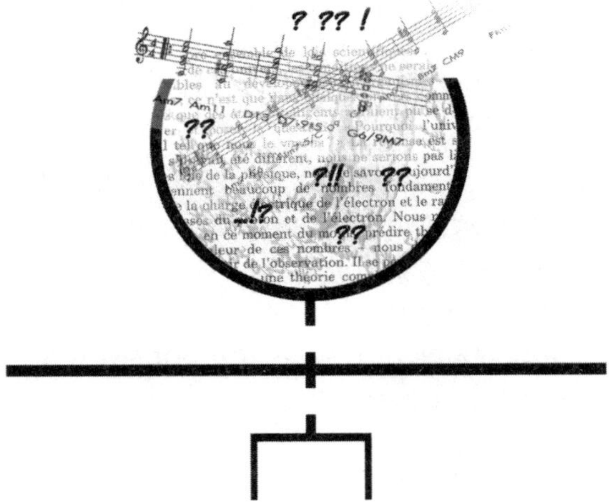

Une tête remplie de mille lectures et d'études, mais confuse. Une relation à moi-même discontinue, mais gorgée de musique, une relation passionnelle aux autres, enfin un corps imprécis... Comment ne pas devenir psy et sophrologue !
Et vous ? Pouvez-vous au préalable dessiner votre bonhomme chinois ? Et... l'éprouver dans la séance qui suit ?

30. « MON BONHOMME À MOI »

Durée : **10 min 29 s.**

Position : **assise.**

Déroulement : essayez de vous représenter votre « bonhomme » à travers la perception que vous avez de notre corps, de vos émotions, et enfin de votre esprit. Laissez agir l'imaginaire sans réfléchir... Cette séance utilisera le « je » et non plus le « vous », pour mieux vous adresser à vous-même.

JE PRENDS DU RECUL

Combien de fois sommes-nous confrontés à des situations surprenantes ou inconfortables face à certains interlocuteurs ? Tremblement, rougissement, bégaiement ou… grand silence s'ensuivent ! Nous ne savons plus comment réagir parce que nous sommes pris au piège d'une émotion désagréable qui nous paralyse ou nous submerge.

Il arrive aussi que nous soyons « collés » à une situation familiale, professionnelle ou amicale et que, tel le capitaine Haddock de son sparadrap, nous ne parvenions pas à nous en défaire.

Mise à distance

Combien de fois avons-nous pris trop à cœur des incidents mineurs, avec à la clé irritabilité, emportement, colère… ? Et quelque temps après, nous réalisons que cela n'en valait pas la peine. Pourtant, il en reste toujours des traces émotionnellement, corporellement : tristesse, remords, tension des épaules, crispations, douleurs à l'estomac s'installent peu à peu sans que nous puissions vraiment nous en rendre compte. Surtout si ces réactions excessives, voire disproportionnées, se reproduisent fréquemment.

La sophrologie favorise une « mise à distance » dans des situations difficiles. C'est, en effet, ce

« recul », cette « prise de hauteur » par rapport aux événements, l'un des bienfaits de la méthode ; en quelque sorte, « passer du regard de la tortue à celui de l'aigle » et s'offrir la clairvoyance accrue d'un regard en altitude.

31. SENTIR LA FORCE EN SOI

Durée : **8 min 14 s.**
Position : **debout, assise**

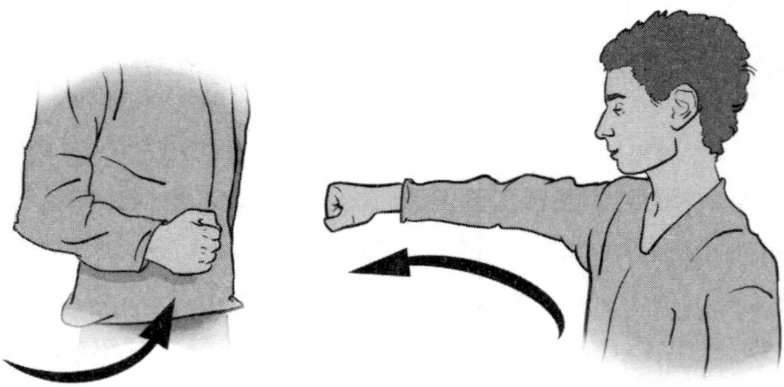

Déroulement : cette séance est destinée à vous aider à trouver, ou renforcer, de l'énergie par rapport à un projet qui vous tient à cœur. Cette mobilisation corporelle ressemble à un geste de karaté. Inspirez en ramenant un poing fermé à la hauteur de votre hanche. Faites tourner autour de votre hanche comme si vous faisiez « le petit train ». Rassemblez l'énergie dont vous avez besoin et projetez le poing en expirant fortement. Renouvelez l'expérience avec l'autre bras, puis les deux bras.

---

32. « VISUALISATION D'UN OBJET »

Durée : **4 min 12 s.**
Position : **assise ou debout.**

Déroulement : vous allez au cours de cette séance choisir un « objet naturel » (arbre, fleur, nuage, lac...) et le visualiser. Cet objet n'a pas d'importance en soi. Ce qui compte, c'est d'apprendre à jouer avec, en l'éloignant et en le rapprochant. Vous pourrez ainsi dans la séance suivante remplacer cet objet par une situation difficile, et lui donner ainsi moins d'importance.

33. « VISUALISER UNE SITUATION DIFFICILE »

Durée : **6 min 50 s.**
Position : **debout puis assise.**

Déroulement : à la place de l'objet de l'exercice précédent, choisissez une situation que vous vivez assez difficilement (relations délicates, tensions professionnelles...). Regardez cette situation comme au cinéma. Ce processus est destiné non pas à nier ce qui se passe, mais à voir les choses avec une vision plus large et vous permettre de prendre du recul.

Attention : évitez les situations graves (deuil, stress post-traumatique...).

JE ME PRÉPARE À DEVENIR MAMAN

Ces séances n'ont pas pour but de remplacer la préparation à l'accouchement auprès d'une sage-femme diplômée. Elles sont complémentaires et visent à apporter du bien-être, de la détente, la capacité à visualiser, à anticiper l'installation de l'enfant dans la vie familiale. Ces séances peuvent être commencées dès la fin du premier trimestre de grossesse.

Attention : contrairement aux autres exercices respiratoires, il faut éviter les pauses trop longues de rétention poumons vides et poumons pleins, surtout vers la fin de la grossesse, à cause de l'excès d'acidose qui pourrait faire souffrir le fœtus.

---

34. « ÉPROUVER DES MOMENTS DE GRÂCE »

Durée : **4 min 9 s.**
Position : **couchée ou assise.**

Déroulement : la grossesse, pour celles qui l'ont désirée ou acceptée, est un moment de grâce intemporelle. Choisissez une musique qui vous plaît, plutôt douce, et passez-la en même temps que vous vivez la séance. Si elle vous convient vraiment, vous pourrez alors l'utiliser en salle d'accouchement.

35. « FACE À FACE »

Durée : **5 min 16 s.**
Position : **assise, face à face avec votre partenaire.**

Déroulement : regardez-vous... Respirez ensemble... C'est une rencontre à trois.

36. « LA MÉMOIRE DU FUTUR »

Durée : **6 min 55 s.**
Position : **assise.**

Déroulement : imaginez-vous en train de raconter à une amie, à un être cher (par exemple au téléphone) ce qui s'est passé depuis l'accouchement jusqu'à un an après celui-ci. Cette séance peut être refaite régulièrement, en s'imaginant un mois ou six mois après l'accouchement.

JE PRENDS LE TEMPS

Aujourd'hui, nous allons trop vite et l'impatience est devenue la reine de l'exigence. Il nous faut tout, tout de suite ! Pardonnez-moi cette allégation, mais cette attitude me rappelle le bébé qui pleure s'il n'a pas son biberon, à la bonne température, dans la minute. Observez le visage et le corps de quelqu'un en colère : ce sont les mêmes tensions, rougeurs, saccades gestuelles, poings fermés qu'un nourrisson. Nous vivons mal la frustration de nos désirs tout-puissants. Quelque part, notre société n'est-elle pas terriblement régressive ? Grâce à la rapidité des moyens de communication, les portables, Internet, nous nous croyons au centre du monde où que nous soyons. La vie semble devenue une course contre la montre. Contre la mort ?

Pauses salutaires

La sophrologie agit comme un ralentisseur face à la précipitation actuelle, à l'accélération irréversible de la société. Elle permet de faire des pauses, de creuser des interstices dans la course du temps, comme les silences sur une portée de musique. Elle recrée ses propres tempos, ses alternances de stimulation et de récupération.

Vous êtes-vous déjà promené avec un petit enfant à la campagne ? Record vitesse de l'escargot battu ! Un kilomètre en une heure : chaque petite feuille, chaque brindille, chaque fourmi et j'en passe, sont observées avec une contemplation admirative. Le temps est aboli.

Voilà l'une des leçons de notre méthode : retrouver ce regard « infantile », naïf, émerveillé devant le spectacle incessant de la nature ou de la découverte de l'autre.

C'EST AU TOUR DES ENFANTS MAINTENANT !

Les enfants sont très sensibles et très réceptifs à la sophrologie. Leur schéma corporel n'étant pas achevé avant l'âge de 11-12 ans, toutes les stimulations proposées ne peuvent que renforcer les acquisitions indispensables à la construction de leur personnalité. Motricité, mobilité, équilibre, déplacement, souplesse, tonus, acceptation de son propre corps et de ses transformations sont quelques-uns des éléments non exhaustifs préfigurant un adulte bien dans sa peau.

Liberté et créativité

Souvent les personnes imaginent que la sophrologie pour les enfants est destinée à les calmer, à en faire des enfants sages ! Les aider à se maîtriser, à contrôler certains accès de colère, se préserver de gestes impétueux… oui. Mais à en faire des enfants sages, non. En tout cas, telle n'est pas ma position.

Je préfère les aider à devenir libres et créatifs, concourir à ce qu'ils s'accomplissent dans leur propre vie et les encourager à se réaliser en tant qu'êtres uniques et singuliers.

Les exercices dynamiques seront les mêmes que pour les adultes, adaptés à leur âge et toujours proposés de façon ludique. De plus, nous y associerons beaucoup d'images, voire des contes. Nous allons beaucoup travailler sur l'imaginaire, cette façon de concevoir autrement la réalité sans pour autant s'en détacher.

RECOMMANDATIONS

Les quatre séances que nous proposons ci-dessous doivent se faire en présence d'un adulte qui peut, lui aussi, y participer. Il est très possible que l'enfant ne ferme pas les yeux, ce n'est pas pour lui une obligation. Les enfants ne sont pas tenus de les vivre entièrement si elles ne leur conviennent pas, rien n'est obligatoire ! Après les séances, vous pouvez proposer à l'enfant de dessiner ce qu'il a vécu. Ne portez aucun jugement ou aucune interprétation sur ces dessins, lui seul peut en parler.
Dans tous les cas, veillez à ce qu'il fasse les mouvements proposés.

37. « CHUUUT... JE DORS »

Âge : **de 3 à 5 ans.**
Durée : **2 min 24 s.**
Position : **assise sur un tapis, puis allongée. C'est un temps de repos au cours de la journée.**

Séance conçue en mai 2014 par Danielle Loupit, Catherine Chicoineau, Christine Massimelli, Dominique Marcon, Bernadette Tivollier.

38. « LE SOUFFLE MAGIQUE »

Âge : **de 4 à 6 ans.**
Durée : **6 min 3 s.**

Cette séance peut aider les enfants à chasser de légères angoisses ou des petites peurs grâce au « pouvoir de leur souffle ». Comme les mamans qui soufflent sur leurs petits bobos quand ils se sont fait mal... Ils vont imaginer que c'est la maîtresse ou le maître qui fait la séance.
Séance conçue par Stéphanie Cane, Sandrine Lyonnet, Delphine Boucher, Magali Bancel, Carole et Natacha.

39. « MES HUMEURS EN COULEURS »

Âge : **de 6 à 9 ans.**
Durée : **9 min 45 s.**
Position : **debout.**

Déroulement : si l'enfant est en âge de comprendre, montrez préalablement ce que sont les couleurs primaires et secondaires. Les adultes qui veulent réveiller leur enfant intérieur peuvent aussi vivre cette séance. Elle peut se proposer à un groupe d'enfants. C'est très ludique et réjouissant.
Séance conçue par Gisèle Gonzalez, David Perez-Galiano, Claire Belgiovine et Sandrine Spisser en mars 2012, au cours d'un stage sur la sophrologie pour les enfants.

40. « LULU LA LULUCIOLE »

Âge : **de 6 à 9 ans.**
Durée : **6 min 20 s.**
Position : **debout.**

Déroulement : le thème est la confiance en soi et la lumière. L'enfant devra se baisser et élever chaque bras, puis les deux vers le ciel.
Séance créée par Laurence Ghesquière, Ludivine Bruyère, Marie-Luce Vanderdriessche, Rémi Pecqueux, Hélène Hayotte.

L'IMPORTANCE DE L'ÉCOUTE

Je ne peux terminer ce deuxième chapitre sans évoquer l'écoute. C'est étonnant comme dans la vie certains ne cessent de parler, de piailler à propos de tout, de rien, coupent la parole, ne parlent que d'eux, empilent leur parole sur la vôtre, alors que vous avez juste besoin d'être écouté.
En sophrologie, nous apprenons à écouter notre corps, nos pensées, nos images. Mais nous nous devons aussi d'entendre la parole de l'autre.
Écouter quelqu'un, enfant, élève, ami, parent, personne âgée… c'est d'abord rejoindre cette personne, marcher vers elle, à son pas, guetter ce qui naît en elle dans sa parole, sans jamais la tirer dans le sens qui nous paraîtrait le meilleur.
C'est être là, avec lui, avec elle, pour laisser émerger une rencontre créative, sans jugement.
C'est être là, simplement, dans la présence et la considération.
L'écoute ne relève pas uniquement de professionnels, mais devrait être mise en œuvre par nous tous. Beaucoup sont souvent prisonniers de leurs propres pensées, peu disponibles à laisser en eux suffisamment de place pour laisser résonner les paroles de l'autre.
Car, en effet, écouter exige d'abord que nous-mêmes ne soyons pas parasités par nos bruits intérieurs, ou trop préoccupés pour être réceptifs. Impatients de répondre sans laisser l'autre se dire jusqu'au bout…
Par bonheur, de plus en plus d'entreprises, de collèges, de lycées, d'hôpitaux proposent des formations à l'écoute pour aider leur personnel à « mieux s'entendre » et « désenclaver » les relations. Combien de quiproquos, de médisances, de tensions relationnelles peuvent être ainsi évités.

Chapitre 3

DES RENCONTRES INTENSES

L'ENFANT À RESSORT

Tristan a 7 ans et demi. Ses parents n'ont pas besoin de le tirer pour l'amener dans mon cabinet. Les yeux très vifs et francs, les gestes mesurés, la voix singulièrement posée, il m'explique sans émotion particulière apparente qu'il est énurétique.

Il a essayé beaucoup de choses, a subi des examens approfondis pour éliminer toute cause physique à son pipi au lit.

Il m'apparaît très mûr, trop peut-être quand il parle de ce qu'il appelle « son handicap ». La sophrologie représente probablement cette ultime bouée. Privé d'aller dormir chez des copains, il se doit d'inventer toutes sortes d'excuses pour se défausser. Enfant sérieux, il est mal à l'aise avec le mensonge. Pratiquant le tir à l'arc, je sens chez lui une capacité à se concentrer. Pourtant, si je devais lire le corps un peu trop sage, bien assis, qu'il me présente, je découvrirais un enfant « contenu », alors que justement, pendant son sommeil, il ne parvient pas à se contenir.

Nous envisageons un programme de 6 séances et un bilan à la fin de cette séquence.

Comme toujours en sophrologie, nous n'attaquons pas le symptôme « de face ». C'est-à-dire que nous n'allons pas travailler spécifiquement sur la vessie.

La seule recommandation que je lui fais, ainsi qu'à ses parents, c'est de ne parler le matin que de lit « sec », à « moitié sec » ou « pas sec ».

Je vais lui proposer une série de séances sur l'écoute des sensations. À travers différents exercices destinés à affiner la connaissance du langage du corps, en s'appuyant bien sûr sur toutes les parties fonctionnelles, il va s'accoutumer à être à l'écoute plus finement de lui-même : il va écouter le langage de l'estomac annonçant la faim, sentir le poids de ses paupières inaugurant le sommeil et ressentir celui des muscles des bras au tir à l'arc, témoignant de la fatigue, et de nombreux autres subtils messages. Il va ainsi s'accoutumer à « entendre ce corps quand il lui parle ».

Je propose également des mouvements de rotation des bras autour du torse, à effectuer très lentement puis de plus en plus vite, des sauts de polichinelle toujours suivis de temps de récupération, d'écoute des sensations en position allongée. Ces mouvements sont destinés à lui donner un peu de folie, de « décontrôle ».

Chaque semaine, lors de l'entretien qui précède les séances, je ne demande jamais ce qu'il en est de ses nuits :

– Bonjour Tristan. Je suis content de te voir.

– Moi aussi... Vous savez, j'ai refait les exercices de l'autre fois. J'adore sauter comme le polichinelle, j'ai mis en même temps de la musique !

– Ah oui ? C'est une bonne idée.

– Et puis, mon lit, il a été sec pendant trois nuits...

– Je suis heureux pour toi, mais pour nous le plus important, pour le moment, ce n'est pas cela... C'est d'abord que tu te sentes bien en général. Cela te va ?

– On peut refaire le polichinelle ?

Quelques séances plus tard, je lui demande de me dessiner le trajet qu'il doit faire pour aller de son lit aux toilettes en m'informant de tous les détails, ce qui m'amène à lui proposer la séance suivante en position allongée. Nous débutons bien sûr par une lecture du corps, segment par segment, en insistant sur le poids de celui-ci :

« À présent, tu rassembles l'ensemble de ton corps pour le sentir tout entier. Tu imagines que c'est la nuit et que tu dors à poings fermés... Et puis, tu sens venir une sensation au niveau de ton bas-ventre. C'est une information que tu connais bien, maintenant. Elle déclenche chez toi une capacité : celle de te déplacer dans l'espace de ta maison. Tu vas te visualiser en train de te lever, en gardant les yeux fermés, tu imagines le trajet pour aller aux toilettes. Voilà. Tu vois bien le chemin dans ta tête ? Les trois marches à descendre ? Tu t'imagines t'installer sur les toilettes et te libérer de cette sensation. [...] Et tu te vois fermer doucement la porte, revenir dans ton lit. Tu prends ta position préférée et tu te rendors profondément. [...] Maintenant tu vas t'étirer progressivement, comme si tu avais passé une super nuit. Comme s'il y avait quelque chose en toi qui avait encore grandi. Tu ouvres les yeux... Bonjour Tristan ! »

Nous arrivons ainsi à la sixième séance sans avoir pratiquement jamais évoqué spécifiquement le pipi au lit ou la vessie. Bien sûr que l'enfant fait le lien, mais notre attitude de détachement défocalise l'attention portée sur le symptôme. J'insiste sur une approche plus globale de l'enfant, en m'appuyant sur des capacités de visualisation, de mobilisation corporelle dans l'espace, d'anticipation... sans travailler sur ce que nous appelons les « contenus » et la « demande immédiate » de la consultation.

Six mois après, Tristan revient me voir pour un contrôle :

– Alors Tristan, comment te sens-tu ?

– Je suis content. Tout va bien… J'ai été puni en classe.

– Ah ?

– Pendant un cours, je me suis levé, j'ai fait le polichinelle…

L'HOMME QUI FEULE

Quand M. L. ouvre la porte de mon cabinet, j'entends sa respiration rauque avant même son « Bonjour, Monsieur ».

Asthme depuis si longtemps, me confie-t-il… « Je suis vétérinaire depuis plus de trente ans et je commence aujourd'hui à avoir peur d'opérer si une crise survient pendant un acte chirurgical. Je suis à bout de souffle, je pourrais dire. J'étouffe… »

Cette phrase me surprend, car je l'entends à un autre niveau qu'au plan respiratoire. Je la mets juste en arrière-plan, sans reformuler quoi que ce soit à ce niveau.

« Je pense que la sophrologie peut m'aider, je ne veux pas de psychologie, je vais très bien… à part ça. »

Grand, voûté au niveau des clavicules, la cage thoracique comme opprimée, ses doigts sont longs et délicats, il y a de l'élégance chez cet homme-là. Ses phrases sont précises, courtes et emplies d'une intelligence que je trouve sensible.

C'est ce mot « sensible » qui me vient à l'esprit quand je me demande quelle séance je vais pouvoir lui proposer ce premier jour. Je me tais une minute ou deux et laisse résonner (pas raisonner !) ce mot. Du fauteuil où il est confortablement installé, je le vois alors se lever et aller jusqu'à ma fenêtre, qui donne sur la cour d'un restaurant. Un énorme figuier offre en ce mois de mai des fruits magnifiques partiellement accessibles.

– Monsieur, voulez-vous rester là, à la fenêtre ? Gardez les yeux ouverts et essayez de relâcher les épaules, juste les épaules… Sentez l'appui de la plante de vos pieds.

– Je peux enlever mes chaussures ? me lance-t-il.

– Regardez par la fenêtre, prenez le temps de contempler cet arbre, sa vitalité… Tout ce qu'il peut évoquer pour vous, les épaules toujours relâchées, les pieds bien enracinés.

– Je peux ouvrir la fenêtre ?

– Sentez l'odeur qui s'en dégage… Dégagez-vous des bruits de la rue et restez autant que possible centré sur ce que votre regard reçoit… perçoit… [Il ose cueillir une figue.] Prenez le temps de la déguster comme si c'était la première fois que vous en goûtiez, que vous découvriez sa texture, son goût, son moelleux… Accordez-vous le droit de vivre cela, ici, maintenant. Accueillez tout cela avec votre sensibilité, votre sensorialité.

Au cours du partage qui clôt cette première séance, il me livre qu'il s'est senti comme cet arbre « grand, fort comme jamais ».

« Je peux revenir ? Ce n'est pas ce que j'imaginais, mais je me suis senti tellement bien, presque en harmonie avec la nature. »

(C'est curieux comme cet homme demande toujours la permission. C'est peut-être de la politesse, même si j'ai bien vingt ans de moins, mais peut-être pas…)

Le mardi suivant, il arrive, enlève ses chaussures et se met dos à la fenêtre ! Ce n'est pas du tout ce que j'avais prévu. Cet homme-là est imprévisible.

– On recommence ?

– J'avais envisagé autre chose, mais nous allons faire « comme si » [grand principe de la sophrologie : l'adaptabilité]. Je vais vous proposer une séance, debout, tourné vers moi, les yeux fermés cette fois. Vous allez vous souvenir du vécu de votre premier rendez-vous et de retrouver le maximum de sensations d'alors. Puis, je vous demanderai de fermer votre poing dès que vous aurez rassemblé le maximum d'informations sensorielles. […] Vous vous sentez enraciné, les pieds ancrés dans la terre et le haut du corps élancé vers le ciel, comme cet arbre au tronc puissant et au feuillage ouvert vers le soleil. Laissez resurgir toutes les informations sensorielles de l'autre fois : la vue, l'ouïe, le toucher, l'odorat, le goût. [...] Laissez votre mémoire respirer le souvenir et réactiver ce bouquet de nature [pour la première fois, alors que je ne l'évoque pas implicitement, je le vois respirer profondément]. Offrez-vous ce temps du souvenir, du plaisir, de l'harmonie. [...] À présent, faites-moi un petit signe de la tête pour me signifier que toutes ces évocations sont bien conjuguées au présent de vous-même. Alors, vous allez fermer votre poing comme si vous y déposiez ce bien-être et cette harmonie. Votre main fermée devient la dépositaire de ce souvenir. Votre main devient mémoire positive. [...] À présent, étirez-vous amplement en prenant le temps et vous pouvez vous asseoir pour que nous échangions. Comment s'est passée pour vous cette séance ?

– C'est quand même rigolo. J'ai tout ressenti comme mardi dernier. La force surtout, j'étais l'arbre et l'odeur. J'ai senti même que mon corps se redressait, j'ai respiré tout entier. Pardonnez-moi, ce n'est pas trop français. C'est comme si je faisais monter de la sève, c'est ça, la force. Se sentir droit ! Assuré !

– La force, c'est un mot utile pour vous, me semble-t-il ?

– Vous êtes perspicace, vous !

– Perspicace ?

– Je suis sûr que vous ne le dites pas, mais vous le pensez, vous sentez bien qu'à certains moments, ou plutôt qu'avec certaines personnes, je ne me montre pas assez fort. (Rires)

– Ah, mais je ne préjuge de rien, Monsieur. C'est vous qui faites ce lien.

– Au fait, pour parler d'autre chose, cette histoire du poing, là, que je viens de vivre...

– Oui.

– Je me demande si refermer ma main, retrouver ce geste, une autre fois, un autre jour, dans mon cabinet ou ailleurs ne me serait pas éminemment profitable. Vous voyez ? Comme un conditionnement...

– À la bonne heure. Vous visez juste... »

M. L. revient pendant près de six mois régulièrement. Il vient « s'aérer » d'une vie qu'il trouve morne et... étouffante. Il pressent de plus en plus précocement les prémices d'une crise d'asthme et, par le poing fermé, les endigue de mieux en mieux.

Un jour, il veut me parler et ne pas faire de séance.

« Écoutez, je ne veux pas faire de la psychologie de bas étage, je ne suis pas venu pour ça, mais toutes ces séances, ça chamboule tout de même. Ça me fait réfléchir. J'ai compris quelque chose qui me gêne un peu. Ça fait quarante ans que c'est ma femme qui me sert d'assistante, elle n'a jamais accepté que j'engage des adjointes extérieures, par jalousie. Elle me "tape sur le système", c'est elle qui m'étouffe. D'ailleurs, j'ai décidé de lui demander d'arrêter de venir au cabinet. »

M. L. ne revient qu'une fois pour me dire qu'il va très bien, qu'il a notablement diminué ses traitements. Je lui propose que, pour ce dernier rendez-vous, nous refassions la première séance, à la fenêtre. Il n'y a plus de fruits, c'est en hiver. Mais il les a gardés à l'intérieur.

Le figuier ? C'est le symbole de la générosité et de la volonté de vivre.

LA FEMME DE PAPIER

Peu à peu, mon carnet de rendez-vous se remplit grâce aux nombreux contacts, aux conférences, à un travail minutieux de débroussaillage et d'informations pour faire connaître la sophrologie, qui n'a pas encore vingt ans.

– Bonjour... Qu'est-ce qui vous amène ?

– Je me sens mal dans mon corps. Je me laisse aller, j'ai perdu 15 kilos, j'ai juste la force d'aller travailler.

Il est vrai que le corps qu'elle donne à voir n'attire pas. Pardonnez-moi ces observations, mais elles sont utiles pour saisir ce qu'il adviendra de Mme S. Elle est effectivement très maigre, ses longs cheveux bruns très fins sont collés, une odeur de transpiration emplit mon bureau, la peau de son visage est maltraitée...

– Qu'attendez-vous de ces séances ?

– Retrouver de l'énergie physique. Pouvoir dire non. Dire stop à mon mari qui a une maîtresse depuis des années, qui continue à rentrer le dimanche soir à la maison comme si de rien n'était, qui paye les chambres d'hôtel avec notre compte commun, et moi qui continue à laver ses affaires...

– Puis-je vous demander où vous travaillez, que nous nous organisions pour les rendez-vous ?

– Je suis dactylo parmi une centaine de secrétaires, dans un pool. Dans une usine, à V.

Il me faut bien une heure pour recueillir ces informations. Mme S. s'exprime par monosyllabes. Cela justifie donc pleinement un travail de relation d'aide qui passera par le corps. Le propre d'un bon écoutant est moins de savoir écouter que d'aider celui qui se dit à s'entendre. Je la sens tellement abattue, dépassée, que les mots, ses mots, n'ont plus vraiment à ses yeux de valeur, de consistance suffisante pour qu'ils fassent écho en elle.

En revanche, je ne peux pas non plus lui demander de prendre conscience de ce corps si mal aimé. Il va falloir que je passe par un corps représenté, un corps « transitionnel ».

Je vais dérouler un lé de papier kraft sur deux mètres environ, que je vais poser au sol. Je lui demande si elle veut bien s'allonger dessus, les bras un peu écartés du corps tout comme ses jambes, sans sortir de la largeur du papier.

– Je vais prendre un feutre, Madame, et je vais dessiner sur le papier le contour de votre corps.

– De toute façon ! s'essouffle-t-elle en s'allongeant, comme convenu.

– Voilà. C'est fait. Vous pouvez vous relever.

Je lui montre ce détourage. « C'est vous, en ce moment. Sauf que. Sauf que ce n'est pas que vous : il y a toujours ce qui vous entoure et… vous noie, vous nuit. Voulez-vous prendre cette paire de ciseaux et découper votre propre silhouette ? Dites-vous que chaque coup de ciseaux précise ce que vous êtes, renforce ce qui vous définit. »

Je repris cette forme pour la mettre au sol. Curieusement, la feuille se réenroule, comme si l'image de son corps voulait se rétrécir, disparaître, se recroqueviller sur elle-même. Je ne trouve que quatre épingles pour la maintenir sur la moquette bleue. Une à la place de chaque oreille et de chaque pied. Je ressens un frisson en pensant à ce que cela me renvoie, on dirait une poupée vaudoue ! Un autre conte me vient aussi à l'esprit, conte dont je vais me servir pour m'adresser à l'inconscient universel.

De fait, je destine la séance de sophrologie à la feuille de papier, cependant que Mme S., interloquée, observe, assise.

« Je regarde mon corps, tel qu'il est, là, en ce moment. Son contour, sa définition, ce qui est régulier, ce qui ne l'est pas. Les parties larges, celles qui le sont moins. Ses proportions. [...] Allongé là sur la moquette, c'est comme un corps qui dort... depuis cent ans, telle une princesse piquée au doigt par un fuseau... »

Pendant trois ou quatre séances, Mme S. rapporte sa peau de papier. Je la positionne parfois couchée, parfois assise scotchée à une chaise, et je parle à ce corps comme à un corps vivant.

Je lui propose de le colorer, d'y inscrire des phrases...

Elle me le rapporte un jour recouvert d'images lumineuses, des découpages pris dans des magazines et collés sur les différentes parties.

Voilà ce vers quoi elle voudrait tendre...

Dès ce jour, je peux enfin lui proposer directement des séances en m'appuyant sur ce que l'on pourrait appeler un mandala de vie. Pendant quatre mois, toutes les semaines :

« Vous sentez peut-être que les images et les photos collées sont celles de votre moi profond. »

« Ce soleil que vous avez réparé sur votre cœur est votre force intérieure. »

« Ce labyrinthe dessiné est un chemin que vous parcourez, à votre rythme... »

Et puis, un jour, elle me déclare qu'elle veut arrêter. Je ne lui cache pas que je trouve que c'est un peu précoce, à mon sens. Je respecte cependant sa décision, je trouve que sa manière de le dire est tellement ferme…

Voilà un « masculin intérieur » qui prend forme.

« Je reviendrai, Monsieur… J'ai besoin de temps pour mettre de l'ordre. »

Effectivement, un an plus tard, elle prend à nouveau un rendez-vous.

Lorsque j'ouvre la porte je crois m'être trompé de personne. J'hésite presque à dire son nom…

« Madame, euh… S. ? »

Un énorme sourire confirme mon incertitude.

Une autre femme est là, assise devant moi. Un corps qui a prit des formes, belles, des cheveux courts teints, ondulés, une peau délicate finement maquillée, des vêtements à la mode, un parfum subtil qui se répand dans la pièce. Une apparence séduisante m'est offerte et une âme noble qui va faire vibrer ces paroles :

– J'ai besoin encore un peu de vous pour intégrer ce qui m'arrive. J'ai compris le conte de Perrault. J'ai collé la silhouette de mon corps sur la porte de ma chambre, et pendant tout ce temps j'y ai collé encore et encore des images, des photos de moi. Mon mari est parti, je me suis ouvert un compte à mon nom à la banque et nous sommes en instance de divorce.

– Vous me donnez l'impression de bien vivre tout cela ?

– Il n'y a pas que cela. Je…

– Oui ?

– Vous savez, c'est le fils d'un roi qui vient réveiller la Belle au bois dormant ? Le prince qui vient éveiller à la vie la princesse endormie ? Eh bien, je... je vis avec le directeur de l'usine, désormais.

– Voilà. Votre prince intérieur était mûr, il vous a redressée, et votre féminité s'est enfin révélée. L'autre, cet homme, l'a reconnue parmi cent autres...

– Nous sommes très heureux, nous vous le devons.

– C'est vous qui avez fait le travail.

Cette histoire, très condensée ici, ne s'est pas passée que comme un conte de fées. Je n'en ai relaté ici que les axes essentiels. Il y a eu des larmes, des moments de désespoir, des rires aussi, contenus, mais authentiques.

J'ai eu aussi des moments de découragement parce que parfois rien ne semblait bouger d'un millimètre. Je savais que l'inconscient faisait aussi son travail dans les profonds et inaccessibles méandres de son être : parce que, malgré les kilomètres qu'elle parcourait pour venir jusqu'à mon cabinet (je la recevais à 20 heures, après son travail), Mme S. revenait, fidèle. Mais je n'en étais qu'à mes débuts de consultant, trois ou quatre années d'exercice professionnel seulement, et j'avais besoin alors, si ce n'est de gratifications, tout au moins de traces visibles de légères métamorphoses pour vérifier mon efficacité et celle de la méthode ; j'étais dans le souci de la preuve.

Pourtant, quand nous travaillons sur le corps, rien n'est plus silencieux, « ça » se passe au-dedans.

Les actions sur le schéma corporel sculptent d'abord, et longtemps, l'intérieur du corps. La lumière progressive et chancelante s'installe lentement dans le corps de l'ombre.

Peu à peu alors, celui-ci prend la résolution d'enfin se montrer au-dehors. De s'exposer aux regards et d'incarner une âme faite de chair.

Je crois qu'elle est là, la leçon de la Belle au bois dormant. Combien d'êtres sont encore endormis en attendant du dehors que quelqu'un vienne déciller leurs paupières, entrouvrir leurs lèvres. Ce n'est que tromperie : le vrai prince (ou la vraie princesse) ne peut être enfanté que vers l'intérieur. Et quand il y aura trouvé sa place, assis sur le trône de son règne, l'autre s'annoncera. Ce peut être un partenaire de vie, un travail, un ami, une maison rêvée, un enfant...

Voilà pourquoi la sophrologie propose de créer des « *patterns* », des modèles de désir que nous devons alimenter pour qu'ils puissent – souvent – prendre corps.

LA FAMILLE PORC-ÉPIC À FOND DE VELOURS

Mon cabinet de la rue Petite-Lanterne, ce jour-là, se révèle trop exigu ; ils sont venus à trois : Papa Thierry, Maman Cécile et leur fille de 16 ans, Marion. Nous avons utilisé la salle d'attente, plus spacieuse, accueillant parfois des petits groupes.

Ils m'exposent qu'ils ont tendance à vivre souvent sous tension. « Nous avons chacun notre caractère, nous nous aimons beaucoup, mais personne ne lâche rien. Ce sont souvent des remarques sur ce qui ne va pas, ce n'est pas méchant, mais à force, ça mine l'ambiance. » L'expression qu'ils utilisent à plusieurs reprises c'est : « Nous faisons des parties de ping-pong. » « Oui, mais toi, tu as fait ça. » « Ben oui, tu m'as répondu ça, alors forcément… »

Ce qui est attachant dans l'observation que je fais de ce groupe familial, c'est qu'entre eux, pendant ce premier temps de rencontre dans un cadre inhabituel, ils ne jouent pas. Ils s'écoutent, se regardent, respectent la parole de chacun. Le ton est posé, sensible, Cécile pose parfois sa main sur le genou de son époux ou regarde sa fille avec tendresse. Je les trouve attachants, de plus, Marion semble accorder de l'importance à cette démarche. Elle a eu l'occasion de faire de la sophrologie au collège et cela a eu des répercussions très positives sur ses notes. Fait singulier, j'apprends que c'est elle qui a demandé à ses parents de venir. Habituellement, c'est plutôt le contraire.

Il existe une technique sophrologique de groupe utilisée en entreprise et que j'ai parfois proposée dans des équipes de soins en situation de dysfonctionnement relationnel.

Il me vient à l'esprit qu'elle serait peut-être adaptée à cette situation.

Il s'agit de proposer à cette famille, après une lecture du corps et une mise en détente commune, d'aller chercher chez eux, individuellement, trois ou quatre qualités qui leur sont propres. Ensuite, toujours les yeux fermés, de se représenter les partenaires, en l'occurrence leur famille, et cette fois, de leur trouver des qualités.

« Confortablement installés, vous allez prendre le temps nécessaire pour décontracter l'ensemble de votre corps. De la tête aux pieds, tranquillement. Chaque expiration chasse les tensions résiduelles. Peu à peu, vous sentez un relâchement s'opérer dans chaque segment de votre corps. Puis dans la globalité. Les images ou pensées passent, comme les nuages dans le ciel. Vous êtes présent à vous-même, individuellement. Centré sur votre moi intérieur, mais au cœur de cet environnement familial et si familier. Pour le moment, c'est à vous-même que vous adressez un regard bienveillant. Vous allez laisser votre conscience chercher des expériences positives qui vous révèlent des qualités qui vous sont propres. Prenez le temps dont vous avez besoin. Votre respiration favorise l'immanence de ces qualités. [...]

À présent, Marion, vous allez visualiser votre papa et vous allez faire de même avec lui. Retrouvez des qualités qui se manifestent dans ses actions ou ses paroles. Ensuite, vous ferez de même avec votre maman.

Monsieur, Madame, je vous invite à faire de même avec votre conjoint et votre fille.

[...] Nous allons terminer la séance. [...]

Je vais vous donner un papier et un stylo ; vous allez écrire les qualités que vous avez reconnues à vos parents, à votre fille. Très bien.

Maintenant, chacun, chacune, à votre tour, vous allez les offrir à celle ou celui à qui elles sont destinées. Celui qui les recevra devra juste accueillir en respirant et en diffusant dans le corps ce que vous allez entendre.

Qui veut commencer ? »

Marion se manifeste rapidement.

« Papa, j'ai écrit que tu étais comme une charpente dans notre famille. Tu nous soutiens quand c'est difficile. J'aime bien, des fois, poser ma tête sur ton épaule. C'est solide. Quand on fait du vélo, tu es devant, on te suit, presque les yeux fermés.

Maman... Tu es d'abord une maman, dans tous les sens du terme. Je sais que tu as été malheureuse, mais tu t'es montrée toujours digne. Quant à mes colères, tu ne me juges pas. Tu m'envoies balader, mais je sens toujours un sourire en dessous. Je sais qu'on s'aime fort tous les trois, peut-être trop, je ne sais pas si c'est pour ça qu'on se "chicote"... »

Des larmes coulent sur les joues de Thierry et de Cécile. L'ambiance est tellement recueillie, puissante, fervente, que je ne précipite en rien le témoignage des parents. J'énonce simplement, de temps à autre: « Respirez, accueillez... » Il y a comme une couronne perceptible qui relie cette famille. Peut-être une épreuve commune qui les a soudés à jamais ?

Thierry et Cécile lisent à leur tour ce qu'ils ont écrit. Marion, accoutumée à la sophrologie, somatise le positif de ce qu'elle capte : noblesse, grâce, droiture, délicatesse, générosité, vaillance...

« Pouvez-vous à présent fermer les yeux et prendre le temps de réentendre dans votre tête ces témoignages du cœur ? Ces messages d'une si belle sincérité que vous pourriez les percevoir comme une perfusion de bonheur ou de joie... ou de paix ? »

Vous vous en doutez, le travail ne s'arrête pas là. Ils souhaitent revenir une fois par mois pour renforcer le climat positif qui s'est progressivement instauré. Je leur propose une série de séances dynamiques destinées à renforcer leurs places individuelles et singulières. Que cette symbiose puisse à la fois coexister en profondeur, oui, mais que chacun n'ait pas si paradoxalement à lutter contre, par des « petites phrases » assassines qui pourraient décimer cet indéniable amour-tendresse. Nous appelons cela une « codépendance » à laquelle chacun voudrait, tout en s'y sentant confortablement installé, mettre fin sans avoir les outils efficaces pour y parvenir.

Ils étaient venus voir le sophrologue, pas le psychothérapeute. Pas aisé parfois de tenir cette posture sans glisser de fonction et tenter des hypothèses. J'ai longtemps pensé que cette épreuve qui les avait tant jumelés de cette façon (je t'aime, moi non plus ?) était le deuil d'un proche aimé, qui n'avait jamais été vraiment parlé.

Jamais je ne le sus. Et les résultats si probants de cette famille m'ont une fois de plus conforté que le « comment changer » dans certains types d'accompagnement est tout aussi efficace et durable que de chercher le « pourquoi ». Pour rester mesuré, rien ne dit qu'un jour ils ne sont pas allés chercher un thérapeute familial systémicien, pour déraciner une quelconque pollution relationnelle.

LA MAGICIENNE DES PARFUMS

Maria m'est adressée par son médecin homéopathe. C'est certainement la personne la plus âgée que j'aie reçue dans ma carrière. Elle flirte avec les 81 ans. Maria, à l'accent espagnol prononcé, est affectée, isolée, depuis le décès de son mari, il y a un an. Elle erre sans cesse dans une maison trop grande pour elle et elle se sent devenir déprimée. Son médecin ne décèle aucune séquelle physique (même si elle a été opérée récemment de la hanche) ou psychique, mais, m'a-t-il écrit, le désespoir d'une trop grande solitude, malgré une forte personnalité qui risque de s'étioler de plus en plus sans une aide soutenante.

Maria n'a jamais entendu parler de sophrologie, mais elle fait tellement confiance à « son médecin adorrré ».

Je me sens quelque peu désemparé. Que lui proposer ? L'écouter seulement ? Je risquerais de devenir un jeune confident de fin de route. Je prête toutefois une attention soutenue aux souvenirs qu'elle évoque. Quelle femme agréable et généreuse elle a dû être. Je décèle même une personne lumineuse et solaire sous sa peau de tristesse.

Justement, sa peau, tiens ! Je la trouve hâlée. Je prends le risque, car c'est peut-être son teint naturel, compte tenu de ses origines ibériques :

– Madame, vous avez une peau… dorée, oui c'est le mot, je trouve…

– Ah ! Mais mon petit, le jardin, c'est tout ce qui me reste et sans chapeau, le soleil, ça me tanne le cuir. Mais maintenant, je n'ai plus personne à qui le montrer. Mais c'est ma passion. C'est la seule qui m'aide à tenir un peu. Pas que le jardinage amateur, hein ? L'harmonie des arbustes, des rotations de floraisons en fonction des saisons et tout ça… Et puis, les odeurs ! Quand Antonio, enfin Antoine, était… était vivant, il descendait les quelques marches du pavillon et nous nous promenions dans mon jardin, on sentait chaque fleur. Il y a un banc derrière, alors on s'asseyait et on se rappelait nos souvenirs. Vous savez, mon petit, que tous les matins, on prenait notre petit déjeuner ensemble et on se racontait nos rêves ? Imaginez-vous… nous avions deux lits jumeaux et l'on s'endormait en se donnant la main…

– Je vois que vous vous animez… Vous bougez sur ce fauteuil, agitez vos mains, votre regard scintille…

Comme toujours, je ne cherche pas à réfléchir, à combiner une séance. Je me laisse saisir par la profondeur de l'autre, par ce qu'il en émane de précieux. Et Maria m'offre la séance : elle m'a évoqué les odeurs, les couleurs, le toucher, le mouvement, les rêves même.

– Installez-vous de façon à vous sentir confortable. Pouvez-vous fermer les yeux ?

[Étonnamment, Maria commentera au fur et à mesure ses ressentis. Inhabituel, mais commode pour franchir chaque palier méthodologique. Du coup, je vais utiliser cette particularité et augmenter les phrases interrogatives.]

– Oui.

– Vous allez respirer tranquillement, à votre rythme, sans rien forcer. Sentir votre corps tout entier, là, dans ce fauteuil.

– Je me sens toute petite. Un peu *desmirriada**, je ne sais pas en français...

– Bon ?!... Peut-être, respirez plus largement... amplement... Je peux vous demander de transporter votre esprit dans votre jardin ? Imaginez que vous vous promeniez, vous sentez votre corps bouger ?

– Oh oui. J'y suis vraiment, dans mon jardin.

– Vous pouvez voir et sentir des fleurs ? Retrouver leurs couleurs et leurs parfums ?

— Je vois le seringat, c'est blanc et jaune à l'intérieur. Le soir, l'odeur est forte. Je sens la vigne escargot, aussi. C'est bon !

– Profitez de ces couleurs, de ces odeurs... Vous pouvez aller jusqu'au banc, vous y asseoir. Et le toucher, le sentir sous vos doigts ?...

[Je prends là un risque à vouloir aller un peu vite : l'image des conversations avec son mari

---

* Rabougrie.

risque de resurgir et de provoquer des émotions douloureuses. Je vais insister sur les sensations et accélérer un peu mon discours, laisser moins de place aux silences.

– Vous sentez ce en quoi il est fait ? Le matériau, la température ?

– Oui. C'est en bois et en fer. Là, c'est le soir, c'est un peu froid et humide. Et le vent se lève…

– Écoutez le vent. Peut-être, il caresse votre peau. Il agite les feuillages. Il y a différents bruits. Tendez l'oreille…

Maria a toujours les yeux fermés et son corps bouge à la musique des propositions de cette promenade de mémoire sensorielle. Le visage est souriant et mobile. Ses mains fragiles et noueuses caressent les accoudoirs du fauteuil du bureau. Au bout de ces vingt-cinq minutes, je décide de clore la séance.

– Avant de finir la séance, pourriez-vous trouver un mot qui résume ce que vous venez de vivre ? Un mot ou une couleur, ce que vous voulez. Vous allez maintenant vous étirer, Maria, respirer bien fort, bien revenir dans ce bureau, ici et maintenant. Comment vous sentez-vous ?

– Oh, c'est formidable. J'étais vraiment là-bas, chez moi. C'est comme les rêves, presque. Dans les rêves, je ne sais pas que je rêve, on croit qu'on y est, mais là, je sais que je n'y suis pas et j'y suis quand même.

Cette femme m'impressionne par ce qu'elle vient d'exprimer. Elle décrit exactement ce mouvement, ce flux de la conscience qui se déplace dans le temps et l'espace sans pour autant s'y perdre ou s'y diluer (comme dans les hallucinations). Elle est très proche du réel, de la matière, je sens une personne saine et pleine de potentiels. Je pense qu'en plus du soutien de son médecin, avec lequel elle parle beaucoup, la sophrologie peut l'aider à passer d'un crépuscule du cœur à une aube de reconstruction.

Nous ferons encore ensemble quelques séances très orientées sur la sensorialité, la mémoire, la capacité à se reposer sereinement et… Maria intégrera un groupe d'entraînement hebdomadaire en sophrologie. Elle en deviendra le leader désigné. Impressionnante par son énergie, sa liberté, sa finesse (et une sorte de connaissance instinctive de la méthode), plusieurs participantes deviendront ses amies et la choieront.

Aujourd'hui, Maria, je te remercie, là où tu es, pour tout ce que tu m'as apporté de force, de sagesse et de beauté. En un mot : de la grâce. C'est celui que tu avais choisi pour résumer ta première séance.

LE MÉDECIN DES FEUILLES

J'ai envie d'évoquer un cas qui m'a particulièrement marqué. J'anime alors pendant cinq jours un stage de gestion du stress dans une ferme résidentielle à la campagne. Ce groupe, composé d'une dizaine de participants issus de toutes les régions françaises, travaille dans différents organismes, tous en rapport avec la nature, l'agriculture, l'enseignement de l'agronomie…

Ces séminaires alternent entre prises de parole, pour exposer les difficultés rencontrées dans le travail ou la vie privée, et cours sur la physiologie et les conséquences du stress, et reposent, bien sûr, sur de nombreuses séances de sophrologie.

L'un de ses participants, Sylvain, est professeur de phytopathologie (pathologie des végétaux). Sa particularité est qu'il est atteint d'un défaut d'élocution particulièrement handicapant : il bégaie fortement, sauf quand il fait ses cours.

Il a suivi pendant de longues années de nombreuses séances de psychothérapie, d'orthophonie, sans aucun résultat. Naturellement, lors de ses temps de prise de parole, toujours très difficiles, il évoque en permanence son désir de retrouver une diction normale avec ses collègues, ses amis, sa femme, ses enfants. Je ne fais que l'écouter et à aucun moment je n'interagis sur le fond du discours au plan psychologique. Je le laisse s'exprimer, en remarquant toutefois au passage le respect et la patience des autres participants pour le laisser aller au bout de ce qu'il a à dire.

Le quatrième jour, je propose une séance sur la sensorialité. Assis, en conscience modifiée, j'invite à « méditer » sur les cinq sens durant une vingtaine de minutes. Puis, je demande au groupe de sortir dans le parc immense du lieu et de se promener. Les consignes : faire silence à l'intérieur de soi, poser ses yeux sur les arbres, les fleurs, l'élevage de poules, l'âne, écouter les bruits, ne pas échanger avec les autres participants, sauf par le regard s'ils se croisent involontairement et, bien sûr, respirer. Au bout de trente minutes, ils reviennent s'asseoir, toujours en silence.

Ce temps de retour est toujours très impressionnant. Chacun est assis, immobile, recueilli, en quelque sorte dans son monde, sans envie de trouer le silence par des paroles. Quand au bout d'un moment, j'aperçois les corps s'animer (preuve que la conscience n'est plus là-bas, dans le parc, mais revient progressivement dans l'ici et maintenant), je demande doucement : « Qu'avez-vous à témoigner de cette expérience ? »

Quelle n'est pas ma surprise lorsque Sylvain prend la parole en premier avec un discours fluide, sans saccades, sans aucun accident de diction. Je force mon visage à rester impassible, j'évite de regarder les autres participants, mais je sens mon cœur battre très fort, mon estomac se nouer. Au risque de m'échapper pendant quelques secondes de mon centrage sur lui, je me questionne sur ce qui se passe... J'ai envie de me pencher en avant pour lui manifester une empathie affermie. Du coup, je me raidis, puis finalement me laisse aller, décontracté, au fond de mon fauteuil. Je ne « devrais » pas, car nous devons « être nous-mêmes » dans une certaine mesure et ne pas adopter une posture qui n'est pas authentique. Mais je sais aussi que mes réactions corporelles traduisent inconsciemment ce que je pressens du discours à venir.

« Monsieur Zuili, entame Sylvain, je suis désolé, je sais que ce n'est pas le thème du stage, mais je vais devoir vous parler de mon père. C'était... c'est un homme d'une extrême exigence, très peu tolérant, il communique peu sur lui, en tout cas quand j'étais enfant, et même plus tard, il ne me laissait rien passer. Une vraie caricature du despotisme. Mais surtout, il fallait que tout soit parfait. Et que je sois parfait. Je vous passe les détails. Voilà plus de quarante ans que j'essaie d'obéir, au fond, à ce souci de perfection. Et je vais vous résumer mon métier : en tant qu'enseignant sur les feuilles, les plantes, les arbres et leurs maladies, je les connais toutes par cœur, leurs noms en latin, et je les aime en plus, ces manifestations naturelles de la vie, de la terre. Et tout à l'heure, je me suis arrêté devant un arbre du parc. Je suis resté une demi-heure sans bouger à regarder ses feuilles. Et j'ai failli me sentir mal, vraiment, j'étais comme paralysé quand j'ai constaté qu'aucune feuille n'était parfaite. Elles avaient toutes des défauts. [...] Je n'avais jamais remarqué cela. Quand même, avec mon métier, ma passion ! Et là, je me suis dit, mais la nature est imparfaite, et elle vit ! Elle se reproduit malgré ses imperfections de taches, de nervures, de torsions, de couleurs... J'ai pris conscience que mon père avait toujours eu tort, mais que j'avais été indéfectiblement loyal à ses exigences. Je ne lui en veux pas, mais c'est fini. En revenant dans la salle, j'ai fredonné une chanson, sans problème, alors que je n'ai jamais pu chanter. Voilà, c'est tout, Monsieur Zuili. »

Au fur et à mesure que Sylvain s'exprime si librement, avec tant de belles émotions, je me laisse enfin aller à être naturel et à l'écouter en me levant, me redressant, levant mes bras comme des branches, mes mains comme des feuilles, bruissant au souffle de ses paroles.

De douces larmes coulent sur les visages de certains stagiaires. Personne n'a voulu prendre la parole, ils m'ont juste demandé s'ils pouvaient repartir dans le parc en attendant l'heure du dîner.

VOYAGE AU TEMPLE D'ASCLÉPIOS

Au risque de vous surprendre, je vais relater là le souvenir le plus étrange de ma carrière. J'ai longtemps hésité avant de le transcrire, mais en même temps, nous verrons par la suite que ce cas illustre parfaitement un concept fondamental de la démarche sophrologique : le libre arbitre.

M. J. vient parce qu'il souffre d'agoraphobie (peur des grands espaces). Il dirige un théâtre, mais est incapable désormais de sortir en pleine journée ou bien, tant bien que mal, de se hasarder à longer les murs pour se rendre d'un endroit à l'autre. Traverser une rue est pour lui une épreuve quasi insurmontable, pendant laquelle il éprouve des vertiges, la crainte de s'écrouler, et jusqu'à la peur de mourir au milieu de la route.

J'accepte de le rencontrer à 7 heures du matin, la ville étant encore peu fréquentée.

La sophrologie est encore peu connue, mais cet homme d'une grande culture est convaincu qu'elle peut beaucoup pour lui, même s'il affirme en pointant son index sur son front que « tout vient de la tête ».

M. J. est un homme de grande stature, d'une cinquantaine d'années. Bedonnant, habillé avec ce qu'il a dû trouver de plus accessible dans son armoire, débonnaire et nonchalant, il a pris l'habitude en arrivant de vider les poches de son pantalon sur mon bureau : trombones, papiers divers, minicrayons, mégots écrasés et billet de 100 francs (15 euros) chiffonné pour régler (d'avance !) la séance.

Il parle très peu, en vérité il marmonne, et pratiquement aucune anamnèse (recueil d'informations sur l'historique de ses troubles) n'est possible.

Inutile de vous dire que je me sens quelque peu désemparé devant cet étrange personnage.

Comme, dès le premier rendez-vous, il se dirige de lui-même vers un confortable et épais fauteuil, je renonce à lui proposer une séance debout, ce qui me semble le plus approprié pour une découverte initiale. Ancrage dans le sol, conscience de la gravitation, verticalité, centrage sur la respiration, cela m'aurait permis d'évaluer l'expérience qu'il avait de son schéma corporel (perception, représentation que l'on a de son corps).

Donc, M. J. est assis et prend toutes ses aises, embrasse les larges accoudoirs de ses grands bras, allonge les jambes et ferme les yeux.

Il me lance : « Je suis prêt »… Je me demande à quoi ? À une opération chirurgicale ? À absorber une potion magique ?

Je lui propose une lente et détaillée perception de son corps, en commençant par les pieds, les jambes, et en remontant jusqu'à la tête en passant en revue chaque partie, insistant sur la densité, la compacité.

Il me répond « oui » à chaque proposition, en balançant la tête comme un élève bien appliqué à écouter une leçon. Généralement, les « sophronisants » ne parlent pas, mais en l'occurrence, je suis prêt à me laisser surprendre par ce déroutant monsieur. De théâtre, me dis-je en mon for intérieur.

J'insiste donc sur la respiration et lui demande d'inspirer en levant un bras à l'horizontale, souhaitant malgré tout susciter des mouvements afin de stimuler la tonicité.

Et là, rien, il ne bouge pas, ne parle plus : il… ronfle !

Je lève la voix, l'interpelle par son nom, rien n'y fait, il dort profondément. J'hésite à aller me lever pour lui toucher le bras, me retiens, me lève, me rassieds. Je ne vous cache pas que je renonce également à toute proposition dynamique et que je meuble autant que possible pendant vingt-cinq minutes, en disant de temps à autre : « Respirez profondément. »

Le temps imparti pour la consultation est presque achevé et j'entame la reprise habituelle.

« Vous vous étirez tranquillement, les jambes, les bras, mobilisez les muscles de votre visage et, quand c'est le moment pour vous, vous ouvrez les yeux. »

M. L. se conforme cette fois scrupuleusement à mes attentes. Il se lève, revient vers le bureau, reprend ce qu'il y avait déposé, remet tout dans ses poches, sauf le billet froissé.

Tout séance s'achève classiquement par un échange autour du vécu. M. L., debout, me dit simplement : « C'est formidable. » Je tente quelques questions, il me répond : « C'est formidable, je reviens la semaine prochaine, c'est ce qu'il me faut. »

Je ne prends pas le risque de vous lasser en vous relatant par le menu toutes les semaines où M. L. a voulu revenir, elles se résument en peu de mots.

Rituels : il dépose le contenu de ses poches sur mon bureau, très variable selon les fois, va s'asseoir, dort, ronfle, c'est la fin, il ouvre les yeux, « C'est formidable ».

Tout honnête sophrologue se serait posé la question d'une terrible imposture. Comment accepter d'être rémunéré pour laisser un client dormir pendant une demi-heure ? Je soumets, terriblement embarrassé, la situation à mon analyste, qui me propose une « analyse de pratique », nous nous mettons alors en face-à-face :

– Quel est le but de vos séances avec ce monsieur ?

– Franchement, je n'en ai plus. Il dort, il ronfle et repart enchanté.

– Vous vous sentez comment alors ?

– Démuni, improductif, à la limite de la tromperie.

– Il revient à chaque fois ?

– Oui, fidèlement. Mais ne dit toujours rien.

– Je vous sens toujours quelque peu exigeant avec la parole. Je sais que c'est votre dada, mais la sophrologie opère d'abord et avant tout sur le corps, non ? Cet homme a besoin de dormir, c'est tout.

– Vous croyez que son inconscient travaille pendant ce temps ?

– Vous en doutez ? Je pense que vous devez continuer, sauf si ça vous met trop mal à l'aise. Je suis en train de me demander ce que représente le sommeil pour vous ?

– L'hypnose, mais c'est tout le contraire de la sophrologie, qui éveille ! Sinon, j'adore m'endormir, toujours instantanément et presque n'importe où ! Depuis toujours d'ailleurs, enfant quand j'étais malade, paraît-il, j'allais dormir et après, j'allais mieux... Comme dans les cures de sommeil au temple d'Asclépios...

– Tiens, ça ne vous rappelle pas un étrange personnage ?

– ... !

Inévitablement, chaque fois que le praticien va se faire superviser, soulever ses questionnements, évoquer ses embarras, fait des « reliances » avec sa propre histoire, les « choses apparaissent autrement ». Autrement dit, grâce à cette supervision, ma culpabilité liée « au rien faire faire » s'est dissoute, mes idées se sont clarifiées et mes *a priori* (le monsieur doit faire ce que j'attends, il ne doit pas dormir et il doit parler, etc.) sont retombés.

Je reçois ce lundi matin M. L. avec une disponibilité et une ouverture renouvelées.

Il ne pose rien sur mon bureau, à part le billet, et s'assied sur le fauteuil.

« Je vais vous parler de ma vie, cette fois, Monsieur Zuili. » Il m'expose avec moult détails le capharnaüm dans lequel il évolue. C'est Zola ! Son enfance, sa mère, son frère qui squatte son appartement et tous ses soucis personnels qui l'empêchent de dormir.

« Et quand je viens chez vous, c'est le seul moment où je me sens en paix », m'assure-t-il en ajoutant : « Je suis venu sans aucune difficulté ce matin, j'ai traversé les rues, je peux venir plus tard, maintenant. »

M. J. m'enverra pendant plusieurs années des invitations aux « premières » de son théâtre.

Pendant près de trois mois, M. J. a fait son travail seul, il a mis de l'ordre dans sa vie, a jeté tous les objets et meubles qui lui rappelaient son passé et une histoire dépassée.

La leçon sophrologique ? Elle incite à beaucoup d'humilité en se disant que, quel que soit ce que vous proposez, le client s'appropriera ce dont il a besoin, ce qu'il sentira utile, salutaire pour son évolution.

Il vient avec ses propres solutions, il est le maître de sa séance, nous sommes ses apprentis.

Bien sûr, il faut un facilitateur, ou un passeur, qui permet au client de passer d'une rive à l'autre de lui-même pour qu'il ne s'échoue pas. Nous sommes la barque, c'est lui qui tient le cap. C'est que je nommais au début de ce chapitre le « libre arbitre ».

UNE QUÊTE DU SILENCE

Lucille est un prénom qui chante dans un corps éteint. Aide-soignante, elle fait partie d'une équipe de soins qui subit dans son établissement la maltraitance de deux médecins spécialistes. Des dossiers ont été déposés à la direction de l'institution où elle exerce, et l'affaire suit son cours sur le plan administratif. Pourtant, Lucille, affectée d'une fragilité psychologique due à son histoire, est en train de couler insensiblement vers les eaux les plus grises d'elle-même. Elle est en arrêt maladie depuis quinze jours.

Elle me dit avoir perdu 8 kilos en peu de temps et n'a plus de force pour les choses les plus insignifiantes. Ses nuits sont éclatées en morceaux épars et ce sont des cauchemars qui les peuplent.

Son médecin traitant me l'a adressée, et la sophrologie lui est proposée comme un premier recours avant d'éventuelles prescriptions médicamenteuses, en fonction d'un bilan que nous établirons après trois ou quatre séances.

Je la sens lasse, tassée, et malgré tout avec un vrai désir de s'en sortir. Elle ne peut rien contre les médecins maltraitants et cherche une énergie suffisante pour postuler dans un autre établissement de soins tout en étant dans l'angoisse de quitter une équipe soudée.

Comme à l'accoutumée, je vais aller dans le sens qu'elle offre à voir, à savoir son incapacité momentanée à ne plus pouvoir bouger. Je vais lui proposer des paliers vers la méditation. Plutôt que dans un fauteuil, je lui propose de s'asseoir sur une chaise qui n'est pas des plus confortables.

– Madame, je voudrais tenter avec vous l'expérience de l'immobilité. Si vous voulez bien vous asseoir sur le bord de cette chaise, les pieds bien à plat sur le sol et les mains croisées sur votre ventre, bras relâchés. Voilà... Restez quelques minutes dans cette position. Je vois que vous fermez les yeux, c'est possible aussi... Que ressentez-vous ? m'enquis-je au bout d'un laps de temps.

– Je pourrais rester ainsi longtemps. Je ne me sens obligée de rien. Ça fait du bien de ne pas avoir à lutter…

– Vous voulez bien rester encore cinq ou six minutes. Je ne vous parle pas, mais je suis présent.

Les minutes s'écoulent, et je vois les épaules de Lucille se relever quelque peu pour redresser sa colonne. Sa respiration descend d'elle-même sous la sangle abdominale. Elle est en train de trouver, seule, la posture de méditation.

C'est une position difficile pour beaucoup : soit trop raide, soit trop avachie, elle suscite douleurs et tensions corporelles contre lesquelles il ne faudrait pas lutter. C'est une posture issue de la pratique du zazen. Elle se pratique normalement assis sur un coussin (le zafu), mais la sophrologie l'a adaptée à notre contexte occidental : assis sur le bord d'une chaise, la main droite recouvrant le poing gauche fermé et reposant environ trois centimètres au-dessous du nombril (le hara). La nuque droite, alignée sur la colonne, le menton légèrement orienté vers le haut du sternum, les yeux sont mi-ouverts et ne cherchent pas à regarder, à s'attacher à ce qu'ils voient. La conscience ne s'oriente que sur la respiration abdominale et la concentration sur l'apparition/disparition des pensées.

C'est ce vers quoi je conduis Lucille au cours de la deuxième séance. Elle s'installe dans la posture tranquillement, sereinement. Contrairement à mes habitudes où je ne pratique pas en même temps que les sophronisants (voilà une grande question souvent débattue au cours des congrès), sur mon fauteuil, je me pose en posture méditative. Avec une conscience spéciale : à la fois centrée sur mes sensations et orientée vers Lucille. La parole étant absente, une autre forme d'alliance doit s'instaurer. C'est un « temps pour elle », un accompagnement presque non verbal où une grande présence chaleureuse est indispensable afin que Lucille ne se « perde » pas. L'intérêt orienté vers le patient ne doit être, comme la posture, ni trop tendu ni trop relâché. C'est un fil de soi(e). Un accord en « là » majeur.

Lucille est là, sur sa chaise habituelle. Présente et attentive à elle-même. Elle m'a confié avoir reproduit tout naturellement ces méditations chez elle.

« Je retrouve le même calme, la même sérénité qu'ici. Si je pouvais tout le temps être comme ça ! Mais vous me voyez à l'hôpital en train de méditer ? J'imagine ma notation annuelle : bon élément, investie dans l'équipe, mais souvent, dès qu'elle a un moment de répit, s'assied et regarde dans le vide… Mais où est-elle ? demanderait ma surveillante. Je lui dirais : "Je suis en moi et c'est bon." »

Je découvre une nouvelle Lucille pleine d'humour, qui est en train de se retrouver.

Je lui propose, les bras toujours dans la même position, les yeux mi-ouverts, de se lever avec la même concentration qu'assise. De faire un demi-pas, puis un autre... Redressement associé à l'idée que ces pas symbolisent un élan vers un futur naissant... Une marche existentielle.

Peu de mots dans les partages et ce nouveau goût prononcé pour le silence. Elle a écrit une citation trouvée quelque part : « Maître Wanshi dit : "Lorsque dans le silence tout mot est oublié, cela apparaît devant vous avec clarté." »

J'ose reprendre le mot « cela » et lui demander ce qu'il représente pour elle.

« Mais tout simplement cette situation que je vis à l'hôpital. C'est devenu limpide. Je m'acharnais à vouloir rester en espérant que ça s'arrange. Même les syndicats, la médecine du travail déplorent la lenteur des procédures. Je me sens prête à partir. En confiance, c'est cela qui m'est apparu. Comme une évidence totale et indiscutable. »

Nous poursuivons quelques séances orientées vers d'autres exercices, incluant dans le passé, le présent et le futur les valeurs essentielles de Lucille.

Je ne me lasse pas d'être étonné par la malléabilité avec laquelle elle accueille des séances réservées à des personnes habituellement entraînées depuis des mois. Les propositions d'une immobilité corporelle si malaisée, couplée au silence, ont mobilisé une dynamique intérieure certaine. Il me revient en mémoire le souvenir d'une question que nous posions souvent au fondateur de la sophrologie « Mais quel est alors le meilleur *terpnos logos* [le discours du sophrologue] ? » Invariablement, il répondait : « Le silence. » Cette certitude réaffirmée avait pris là toute sa dimension.

Nous ferons un bilan avec le docteur G. après 8 séances. Bilan fort positif s'il en est, selon lui.

Lucille demande auprès de son institution une « disponibilité », qui lui est accordée trois mois après. Elle trouve un emploi dans une association « d'aide à la personne » où elle se consacre pleinement à l'accompagnement des malades à domicile. De surcroît, nous apprenons qu'elle s'est engagée dans un centre de méditation bouddhiste où elle va régulièrement pratiquer.

UN RÊVE INSOLITE

Delphine vient pour découvrir la sophrologie sans demandes particulières, si ce n'est la découverte de la méthode. Elle préfère vivre cette expérience en individuel plutôt que de se joindre à un groupe hebdomadaire qui vient de débuter.

Cependant, au bout de 5 séances, elle trouve que les exercices proposés sont trop doux, les gestes trop lents et qu'elle a besoin « de se remuer un peu plus ». Malgré la liberté que chacun a de vivre les stimulations dynamiques à son propre tempo, elle paraît frustrée. Elle décide cependant de poursuivre, « parce que finalement j'ai peut-être besoin de douceur ».

Bien que ce soit le sophrologue et non pas le psychothérapeute qu'elle vient rencontrer, elle décide de me raconter un rêve récurrent.

« Je vois un jardin assez grand avec une tonnelle recouverte de fleurs. Il y a comme un petit cours d'eau qui serpente et un pont de bois qui l'enjambe. » Elle fournit de nombreux détails concernant l'extérieur d'une maison qu'elle aperçoit, longeant une partie du terrain. D'autres éléments encore assez précis étayent son rêve.

Je lui laisse la liberté de me l'exposer à trois reprises, et elle me précise : « Je ne cherche pas à ce qu'on en travaille l'interprétation, mais je suis déroutée par l'expression si véridique de ce rêve, et j'ai besoin de le raconter parce qu'il m'obsède. » Nous poursuivons les séances, qui ont l'air de l'ennuyer malgré tout !

Au bout d'un mois et demi, elle me dit avoir parcouru un livre sur la bioénergie et que cette méthode lui apparaît comme plus adaptée à ce qu'elle recherche que la sophrologie.

Il se trouve que quelques mois plus tôt, un thérapeute américain, ayant participé à l'élaboration de la bioénergie avec ses fondateurs aux États-Unis, est venu prendre sa retraite près d'Avignon. Il m'a contacté et nous avons déjeuné ensemble afin de faire connaissance et de partager notre intérêt commun pour les méthodes psychocorporelles. Ce fut par ailleurs un moment de très grande richesse.

Tout naturellement, je donne ses coordonnées à Delphine en lui disant que, justement : « Ça tombe bien, je pense que vous ne pouvez trouver mieux puisque Monsieur S. fait partie des premiers praticiens de cette méthode. Appelez-le de ma part et tenez-moi au courant. Je vous souhaite bonne continuation. »

Deux mois après :

– Allô ! Monsieur Zuili ? C'est Delphine.

– Ah, très bien. Vous avez entrepris un travail avec Monsieur S. ?

– Non.

– Vous n'êtes pas allée le voir ?

– Si… Si. Je voulais vous dire… Le jardin dont je rêvais tout le temps, vous vous souvenez ? C'est exactement le sien, comme je vous le décrivais, et la maison aussi…

– Ah bon ? Et ?

– Eh bien, nous n'avons pas pu travailler tous les deux. Il m'a accueillie la première fois dans son bureau, j'ai regardé par la fenêtre et j'ai vu… Je lui ai raconté mon rêve. Il m'a proposé d'aller dans le jardin, tout était semblable et… et… Bon…

Nous nous sommes installés ensemble. Je lui ai dit que j'allais vous appeler pour vous informer.

Je crois me souvenir lui avoir bégayé quelques félicitations pour cette nouvelle vie, déconcerté par cette étrange prémonition.

LE PRINCE SOLAIRE

Natacha, peut-être 35 ans, arrive tout de blanc vêtue d'une tenue de tennis qui semble avoir été acquise pour l'occasion. Tout est impeccable, même la semelle de ses chaussures, de tennis bien sûr. Pas un seul de ses cheveux blonds, longs, ne dépasse d'un millimètre. Le maquillage, léger, est appliqué avec soin.

– Bonjour, installez-vous. Qu'est-ce qui vous amène ?

– Je vais bien…

Je pourrais dire : mais ? Je dis :

– Et ?

– J'ai un mari, un très beau mas, un terrain avec des pommiers, j'ai une piscine…

– Je vous vois heureuse, en tout cas satisfaite de ce que vous possédez.

– Oui, j'ai aussi mes parents qui n'habitent pas loin. Ma mère vient ramasser les pommes de notre verger.

– Une vie idyllique, en quelque sorte...

– Oui, vraiment.

Je discerne là une belle femme, hyper « cuirassée », mais dont la tenue est plus légère, plus flottante que ceux qui s'habillent d'une solide protection : tailleurs ou costumes étroits, sac maintenu fermement sur les genoux, des hommes aux jambes croisées, dont le bout de la chaussure se prend pour la baguette d'un chef d'orchestre scandant une mesure à deux temps.

Décalage bien sûr entre cette apparence apprêtée, un discours convenu et sa venue en consultation.

Je vous supplie de me croire : elle vient à trois reprises, juste pour continuer à répéter que tout va bien et énumère par le détail, jusqu'aux bibelots, tout ce qu'elle détient dans sa maison. Je la laisse deviser, subodorant qu'elle va déboucher sur une vraie demande.

Son histoire de maison m'intrigue. Sa manière de « se-placer-au-monde-sur-le-plan-de-l'avoir », sans évoquer le plan de l'être, est tout aussi surprenante. Il est temps de lui préciser, non sans humour, que je ne suis pas acheteur de tout ce qu'elle détient en vue d'une brocante prochaine.

Elle ne rit pas. J'insiste, plus sérieusement :

– Madame, vous venez voir un sophrologue pour vivre des séances, je suppose...

– Oui, mais une amie m'a dit qu'il fallait parler avant ?

– Certes, mais vous me semblez assez attachée à ce que vous possédez, n'est-ce pas ? Voulez-vous que nous fassions ensemble le tour de votre maison ? Installez-vous tranquillement sur le fauteuil. Quand vous vous sentirez à l'aise, en sécurité, vous pourrez fermer les yeux. Laissez-vous simplement aller à respirer librement. Voilà. Vous pouvez vous imaginer devant la porte d'entrée ?

– Oui... Je vois très bien...

– Pouvez-vous ouvrir la porte ? Bien. Entrez... Que voyez-vous ?

– Le hall, avec des fleurs et le placard pour les manteaux.

– Avancez-vous, c'est possible ? Décrivez-moi ce que vous vous représentez...

– On a refait toute la maison, les murs sont blancs, ils sont peints à la chaux. Il y a le salon, la salle à manger un peu plus loin...

– Oui, continuez, si vous voulez... Que ressentez-vous ?

– La cuisine, c'est tout neuf aussi...

– Que pouvez-vous décrire encore ? Ce que vous aimez...

– On a tout fait transformer avec mon mari, abattu des cloisons, changé la destination des pièces... C'était le mas de mes parents, ils nous l'ont vendu... Sans nous faire de cadeau, d'ailleurs...

J'interromps là la première séance. Elle fournit dans cette dernière phrase, semble-t-il, quelque chose qui justifierait son attachement à sa maison : désormais, elle en est propriétaire. Ce n'est qu'une hypothèse que je garderai par-devers moi. Nous entamons la deuxième séance à proprement parler.

– Installez-vous pour vous sentir la plus détendue possible. Voulez-vous que nous poursuivions votre petit voyage dans votre maison ? Que voyez-vous ?

– Elle est propre, j'ai accroché des petits tableaux dans le couloir qui mène aux chambres. À gauche, il y a une chambre d'ami, je vous la décris ?

– Elle est importante pour vous ?

– Oui... Parce que c'est là que je vais quand je ne dors pas...

– Pardonnez-moi... Cela vous arrive-t-il souvent ?

– Oui, presque toutes les nuits depuis que l'on a fait refaire notre chambre.

Et Natacha m'expose qu'en fait, depuis trois mois, elle ne dort pratiquement plus. Du fauteuil où elle est assise pour les séances, elle souhaite s'installer sur un divan, aménagé pour les séances allongées parfois proposées. Elle réclame également que la sophronisation soit approfondie, car elle est très gênée par ce qu'elle veut confier.

« En fait, depuis toute petite, je ne peux m'endormir qu'en me racontant une histoire. Je suis enlevée par un prince. Il rayonne... comme un soleil. Ce prince m'emmène dans les nuages et là, je m'endors, enfin heureuse et comblée... Son visage m'est inconnu, c'est comme un magicien du sommeil... Et là, depuis trois mois, dans ma nouvelle chambre, je ne peux plus me raconter cette histoire. Pourtant, il y a mon mari, là, il est très doux, il me parle, me rassure, mais je n'y peux rien, alors je vais dans la chambre d'ami pour ne pas le réveiller et... j'attends... le matin... Je ne pouvais pas vous raconter tout ça comme ça. Là, je crois que vous ne me regardez pas, c'est plus facile... »

Des larmes ruissèlent sur le visage alangui de cette enfant. Oui, c'est bien une enfant blessée qui apparaît dans ces rêves de grande personne. C'est souvent le cas lorsque des clients sont dans un premier temps dans la retenue, puis sollicitent la position allongée. Cette position désinhibe, efface en partie les mécanismes de protection et favorise une expression plus libre, moins entravée par le contrôle mental ou le sentiment de honte qui pourrait émerger.

Après quelques séances destinées à renforcer son enracinement, son ancrage dans le sol, dans le réel, j'ose lui proposer une séance un peu singulière : une alliance entre l'une des pratiques classiques (se voir de l'extérieur) et un rêve éveillé dirigé.

« Repérez du mieux possible vos points d'ancrage sur la chaise. [...] Laissez-vous deviner votre silhouette comme si vous étiez une caméra en train de vous filmer. De face, de profil... Prenez le temps nécessaire pour cette découverte. Imaginez la caméra avancer pour un gros plan... puis reculer pour saisir l'ensemble... Envisagez l'idée que vous êtes maintenant cette caméra et que vous vous filmez du dessus, comme si votre caméra-conscience était au plafond... [...] Et puis s'élevait au-dessus de l'immeuble... Puis encore plus haut pour aller accrocher les étoiles... Votre corps est bien là, sur cette chaise, et votre conscience est toute proche du soleil... Vous vous y baignez, vous y lover sans vous brûler... Vous profitez de sa chaleur, de son énergie... Inspirez... Levez vos deux bras comme si vous vouliez emporter son énergie... Expirez lentement et venez déposer vos mains sur votre cœur... Vous pouvez laisser cette image vous imprégner. Vous pouvez renouveler deux fois cet exercice. Et lentement, votre conscience va revenir habiter tout votre corps ; dans vos sensations, dans votre tonus, dans votre énergie habituelle... »

Natacha veut revivre cette séance, ici bien écourtée, deux nouvelles fois. Elle prend d'elle-même conscience d'un certain nombre d'éléments refoulés ou réprimés. Le plus important, à mes yeux, est qu'elle ne peut plus féconder le rêve de se faire enlever par un prince-soleil et ce, depuis que son couple a intégré la chambre qui a été celle de ses parents. Ils prennent alors la chambre d'ami.

Son père, décédé lorsqu'elle était adolescente, était son soleil. Elle le rencontre au cours d'un de ses voyages dans l'imaginaire... Elle fait la paix dans son cœur.

Lovée à présent dans les bras de son mari, elle s'endort tranquillement. Le prince solaire est en elle, recélé dans un écrin de lumière.

Je voudrais remercier ces patients, pour certains il y a maintenant plus de trente ans, qui m'ont donné tant de joies, d'émerveillements, à l'époque où ils ont avancé leurs pas sur ma moquette bleue. Qu'ils me pardonnent si j'ai condensé leurs parcours initiatiques, si j'ai omis ou ajouté des éléments pour rendre la narration plus accessible. J'espère qu'ils ne s'en offusqueront pas s'ils se risquent à parcourir cet ouvrage.

Naturellement, tous les prénoms ont été modifiés, mais volontairement, je les ai choisis « signifiants ». Car les prénoms que l'on nous a octroyés sont souvent porteurs des projections inconscientes de l'histoire familiale du père et/ou de la mère.

Enfin, en retrouvant ces souvenirs, une odeur s'est rappelée à ma conscience : celle de la briocherie au rez-de-chaussée de mon cabinet bleu. Sa cheminée passait par mon bureau, et l'odeur des viennoiseries enchantait les papilles des patients et leur donnait l'envie de croquer la vie.

Lorsqu'ils sortaient de consultation, ils s'offraient un ou deux « suisses aux raisins ». Voilà pourquoi il m'était impossible de traiter la surcharge pondérale...

***

Et si je m'offrais un bouquet de ces titres enlacés ?

Il était une fois
L'enfant à ressort
Qui devint
L'homme qui feule.
Il avait épousé
La femme de papier
Et ils avaient créé
La famille porc-épic à fond de velours.
Leur voisine était
La magicienne des parfums.
Avec son mari,
Le médecin des feuilles,
Ils partirent en
Voyage
Au temple d'Asclépios.
Ils plongèrent dans
Une quête du silence
Qui leur fit émerger
Un rêve insolite :
Une alliance offerte par
Le prince solaire.

CONCLUSION

En relisant ces trois chapitres, je me suis demandé ce qui avait présidé à mon engagement pendant près de quarante ans sur le chemin des relations humaines. Deux mots me sont alors apparus : passion et ferveur. Ils m'ont mû, comme des moteurs dont l'énergie était inépuisable. Mais il y a eu aussi des rencontres inoubliables, qui ont orienté ma vie et ma façon de penser, la liste serait longue, mais je suis obligé de citer Jacques Salomé, qui a accompagné mes stagiaires pendant plus de dix ans et qui démontre toujours une présence et une amitié indéfectibles ; Annick de Souzenelle, dont la foi dans le décryptage des textes sacrés ou le langage du corps ne peut que vous aider à tendre vers l'humilité ; Christiane Singer, animatrice somptueuse et écrivaine flamboyante ; Ivan Amar, qui fut un guide de sagesse ; dans le monde de la sophrologie, bien sûr, le fondateur dont j'ai été, à certains moments, très proche ; Jacques Donnars, médecin et psychanalyste inspiré dont les soirées-cours vous rendaient plus intelligent ;

Roland Cahen, psychiatre et traducteur des ouvrages de C. G. Jung, qui se démenait pour que l'inconscient soit pris en compte en sophrologie ; Raymond Abrezol, la locomotive suisse de la sophrologie à travers le monde ; Maï-Sous Robert-Dantec, grande barde de Bretagne dont les séances enchantaient les enfants, et dont l'engagement inouï envers les psychotiques donnait des résultats spectaculaires ; le docteur Yves Davrou, si rebelle et novateur, dont les écoles belges poursuivent aujourd'hui l'enseignement.

Et, bien sûr, il y a les trois autres mousquetaires à l'origine de la FEPS (Fédération des écoles professionnelles en sophrologie) : Bernard Santerre, un si vieux compagnon de route, depuis 2011 dans les étoiles, dont je me surprends parfois à composer le numéro de téléphone pour lui parler de philosophie ; le docteur Luc Audouin, si surprenant et fantaisiste ; Christian Gagnaire, si méticuleux et ordonné ; et bien d'autres encore, qui vivifient aujourd'hui la méthode et la transcendent.

Tous ces personnages se sont révélés comme des jalons d'humanité. J'ose les comparer parfois à cette confrérie d'artisans de l'ancienne Égypte qui résidaient tous dans un village, Deir el-Medineh, à l'ouest de Thèbes. Ces 120 ouvriers de l'art se vouaient à la construction des demeures d'éternité, à savoir les tombeaux des pharaons. Nombre d'entre eux n'en verraient jamais l'achèvement, mais chacune de leurs pierres, de leurs peintures s'inscrivaient dans un projet d'architecture qui dépassait leur vie terrestre.

Un peu, donc, comme les sophrologues : ils aident à la reconstruction des êtres, avec la parole comme outil. Et ils ne se préoccupent plus, une fois l'accompagnement terminé, des bourgeons qui continueront d'éclore. Parce que leurs patients, ou sophronisants, deviendront alors leurs propres jardiniers.

La sophrologie aide à vivre la vie, à la rallumer si le foyer s'affaiblit. Au cours d'une séance, le temps et l'espace s'éloignent pour faire de ce moment un surgissement de l'improbable et en même temps du possible.

Ce regard amoureux jeté chaque jour sur ce qui nous entoure nous renvoie souvent en ricochet des surprises inattendues et joyeuses. J'ai l'ambition de croire que nous détenons tous des potentiels inouïs que nous laissons assoupis au plus profond de nous-mêmes.

Le temps ne serait-il pas venu de nous dire pleinement : « Oui » ?

> *En faisant scintiller notre lumière, nous offrons aux autres la possibilité d'en faire autant.*
>
> Nelson Mandela

Achevé d'imprimer en septembre 2018
sur les presses de la Nouvelle Imprimerie Laballery
58500 Clamecy
Dépôt légal : septembre 2018
N° d'impression : 808364

Imprimé en France

La Nouvelle Imprimerie Laballery est titulaire de la marque Imprim'Vert®

Composition : Soft Office (38)